微针疗法临床发挥

主编　许建敏　沈雪勇

U0229863

上海浦江教育出版社
（原上海中医药大学出版社）

图书在版编目(CIP)数据

微针疗法临床发挥/许建敏,沈雪勇主编. —上海:
上海浦江教育出版社有限公司,2017.5
ISBN 978-7-81121-498-7

Ⅰ.①微… Ⅱ.①许… ②沈… Ⅲ.①针灸疗法
Ⅳ.①R245

中国版本图书馆 CIP 数据核字(2017)第098786号

上海浦江教育出版社出版

社址:上海海港大道 1550 号上海海事大学校内　　邮政编码:201306
分社:上海蔡伦路 1200 号上海中医药大学内　　邮政编码:201203
电话:(021)38284910/12(发行) 38284923(总编室) 38284916(传真)
E-mail: cbs@shmtu. edu. cn　　URL: http://www. pujiangpress. cn
上海盛通时代印刷有限公司印装　　上海浦江教育出版社发行
幅面尺寸:140 mm×203 mm　印张:9.25　字数:232 千字
2017 年 5 月第 1 版　2017 年 5 月第 1 次印刷
责任编辑:黄　健　　封面设计:赵宏义
定价:32.00 元

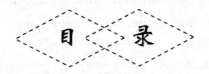

目　录

第三章　常见病证的微针疗法

第一章 概 论

微针疗法是相对传统的经穴疗法即体针而言,是指在机体某一相对独立的局部区域内所存在的特定而完整的穴位系统,可用来诊断、治疗疾病的一种疗法,其中耳针疗法于 20 世纪 50 年代最先出现,面针、鼻针、舌针、头皮针、第二掌骨侧针法、手针、足针等微针疗法则随后相继问世,目前常用的微针疗法有 20 种左右,其特色和优势越来越被认同和关注,已成为针灸临床常用的医疗方法。

第一节 微针疗法的特点

一、实用易学

首先,微针疗法的穴位集中分布在某个特定的局部区域,穴位的数量也相对较少,如第二掌骨侧针法的穴位局限在第二掌骨桡侧,腕踝针疗法的穴位则局限在腕、踝部区域,各疗法仅有 12 个穴位。其次,微针疗法的穴位分布规律性强,定位方法简单,穴名多以人体的脏腑组织器官的解剖名称来命名,如"肺"穴、"胃"穴、"鼻"穴、"膝"穴等,穴位的治疗作用也主要是针对与穴名相应的脏腑组织器官的病证,如"肺"穴主要用于咳嗽、哮喘、戒烟综合征等,"胃"穴可以治疗胃痛、呕吐等,"鼻"穴可以治疗鼻塞、流涕等。因此微针疗法简单易学,容易理解、掌握。此外,微针疗法的穴位体系多分布在头、面、鼻、耳、手、足等人体暴露部位,运用时不受季节、场地的限制,而且在操作方面,除针刺、灸法、放血等外,还可采用手指按压法、埋籽法,易被畏针患者所接受,也方便自我治疗、自我保健,尤显实用。

二、处方简便

微针疗法的处方有一定的规律可循,首先按病证的相应部位取穴,如胃痛选"胃"穴,咳嗽选"肺"穴。其次可按中医学理论选穴,如失眠选"心"穴,因"心主神明",耳鸣选"肾"穴,因"肾开窍于耳"。还可按经验选穴,如肥胖症选耳针疗法的"饥点"穴,泄泻选取手针疗法的"腹泻"穴,痛经选取足针疗法的"痛经1"和"痛经2"穴,荨麻疹选腕踝针的"上1"穴等。从中不难发现,微针疗法的治疗用穴少而精,经常单穴即可,避免了穴位过多而可能干扰机体对针刺主要信息的响应。

三、辅助诊断

微针疗法所在的某个相对独立部位是整个人体的缩影,其不仅含有整体的生理信息,而且也能反映机体各部位的病理变化。当机体某一部位发生病变时,就会在相应的穴位上出现各种反应,因而可以通过肉眼观察、按压或电阻测定等探查方法寻找反应点,来推断全身各部位的病证,了解机体的健康状况,作为辅助诊断的依据。如耳穴"肺"穴出现压痛反应,可推断呼吸系统可能存在病变,也可能存在鼻病或皮肤病,而面针疗法"子宫"穴处色泽黯滞,可能有痛经、经闭等妇科病证。当然这种方法只能推测有无疾病以及病变部位,而不能判断疾病的实质。

四、适应证广

微针疗法的适应范围相当广泛,可治疗各种常见病、多发病、疑难杂病等,如中风、头痛、面痛、心悸、失眠、感冒、咳嗽、胃痛、泄泻、腰痛、痛经、遗尿、咽喉肿痛、牙痛、单纯性肥胖症等,尤其对各种疼痛性病证,微针疗法多有奇效。但是不同的微针疗法在适应证方面还是具有相对的特异性,如眼针对中风偏瘫初期、急性扭伤效果最佳;口针对痿证的效果较好;头针疗法则更适用于治疗中风、小儿脑性瘫痪、抑郁症、震颤麻痹等脑源性疾病;人中针常用于治疗晕厥、急性腰扭伤;舌针对言语不利疗效明显;鼻针、面针则对鼻病、神经衰弱有较好疗效;耳针疗法的适应证最广,相对其他的微针疗法,其优势在于戒烟、戒毒及治疗单纯性肥胖症、胆石症等。

第二节　微针疗法的作用机理

一、中医经络学说

微针疗法这种局部和整体的互应互动早在数千年前的中国古代文化和传统医学中就得已体现,"天人合一"的哲学思想,告诉我们天地自然和人体在本质上是息息相通的,天地自然界是大宇宙,而人体是小宇宙,是大宇宙这个整体中的一部分,含有大宇宙的信息,它们有相似的方面,也有相似的变化。例如《灵枢·邪客》说:"天圆地方,人头圆足方以应之。天有日月,人有两目。地有九州,人有九窍。天有风雨,人有喜怒。天有雷电,人有音声。天有四时,人有四肢。天有五音,人有五藏。天有六律,人有六府。天有冬夏,人有寒热。天有十日,人有手十指。辰有十二,人有足十指、茎垂以应之;女子不足二节,以抱人形。天有阴阳,人有夫妻。岁有三百六十五日,人有三百六十五节。地有高山,人有肩膝。地有深谷,人有腋腘。地有十二经水,人有十二经脉。地有泉脉,人有卫气。地有草蓂,人有毫毛。天有昼夜,人有卧起。天有列星,人有牙齿。地有小山,人有小节。地有山石,人有高骨。地有林木,人有募筋。地有聚邑,人有腘肉。岁有十二月,人有十二节。地有四时不生草,人有无子。此人与天地相应者也。"将人体的形态结构与自然界万物一一对应，人体作为自然界的一个相对独立部分似乎就是天地的缩影。至于对人体自身这个整体而言，同样也存在着局部与整体的关系，如《灵枢·五色》提出："庭者，首面也；阙上者，咽喉也；阙中者，肺也；下极者，心也；直下者，肝也；肝左者，胆也；下者，脾也；方上者，胃也；中央者，大肠也；挟大肠者，肾也；当肾者，脐也；面王以上者，小肠也；面王以下者，膀胱子处也；颧者，肩也；颧后者，臂也；臂下者，手也；目内眦上者，膺乳也；挟绳而上者，背也；循牙车以下者，股也；中央者，膝也；膝以下者，胫也；当胫以下者，足也；巨分者，股里也；巨屈者，膝膑也。此五脏六腑肢节之部也，各有部分。"由此可见，作为人体相对独立部分的面部存在人体映像的现象。其他如中医学的藏象学说、脉诊、舌诊等理论无不体现了局部含有整体信息的思想，正如朱震亨《丹溪心法·能合色脉可以万全》所言，"欲知其内者，当以观乎外；诊于外者，斯以知其内。盖有诸内者形诸外。"

此外，微针疗法中这些相对独立的部位如头、面、耳、眼、手、足等都是经络分布较为密集的部位。《灵枢·邪气脏腑病形》曰："十二经脉，三百六十五络，其血气皆上于面而走空窍。"《素问·脉要精微论》曰："头者，精明之府。"张介宾注："五脏六腑之精气，皆上升于头。"《灵枢·口问》云："耳者，宗脉之所聚也。"《类经·脏象类》认为："头面为人之首，凡周身阴阳经络无所不聚。"这些论述均说明了头、面、五官与经络的密切联系。至于手、足，则十二经脉莫不起或止于手足。

二、生物全息理论

微针疗法的作用机制除了与中医经络理论有关外，还离不开生物全息理论的支持。山东大学张颖清教授借用"全息摄影"（全息摄影中每个点都包含了原始场景的光线的信息，如果将全息照片分成若干部分，通过每个部分都可以观察到整个的物体，每一部分都能反映物体的全部信息)中的全息一词提出了生物全息现象,即生物体就像一幅全息照片,其各相对独立的局部区域内存在着人体缩影。人体任一节肢或其他较大的相对独立部分的穴位,如果以其对应的整体上的部位的名称来命名,则穴位排布的结果使每一节肢或其他较大的相对独立部分恰象是整个人体的缩小。如耳针为耳廓部存在着头下足上的倒置胎儿投影;面针、鼻针分别为面部和鼻部存在着头上足下的人体缩影;头针为头部存在着以冠状缝为上肢、人字缝为下肢、矢状缝为躯干的人体缩影;舌针为舌体存在着以舌底为头面五官,舌面为躯干四肢的人体缩影;眼针为眼区存在着头朝目外眦,足向目内眦横卧的人体缩影;第二掌骨疗法为在第二掌骨桡侧存在着远端为头、近端为足的人体缩影;手象针为头部位于中指朝着指端,俯伏在手背面或仰卧于手掌面的人体缩影;足象针则为头部位于中趾朝着趾端,俯伏在足背或仰卧在足底的人体缩影。这些位于各相对独立部位的人体缩影上的脏腑器官、躯干四肢就成为微针疗法的穴位,既能作为机体相应组织器官的病理信息反应点,用于诊断,又可作为针灸治疗信息的作用点,用于治疗疾病和养生保健。

第二章　常用微针疗法

第一节　耳针疗法

耳针疗法是在耳廓上探查反应点(耳穴),并通过针刺等方法刺激这些反应点(穴位)以防治疾病的一种方法。其治疗范围较广,操作方便。耳廓的穴位不但对于疾病的治疗有特殊效果,而且对疾病的诊断亦有一定的参考意义。

中医学中关于利用耳廓诊治疾病的记载已很悠久。早在2 100多年前的《帛书·经脉》中就有了与上肢、眼、颊、咽喉相联系的"耳脉"。在《内经》一书中亦有利用耳廓治疗疾病的记载,如《素问·缪刺论》:"尸厥……不已,以竹管吹其两耳……"《灵枢·五邪》记载:"邪在肝,则两胁中痛……取耳间青脉,以去其掣。"隋代杨上善注:"耳间青脉,附足少阳脉瘛脉,一名资脉,在耳本,如鸡足青脉络。刺出血如豆,可以去痹也。"晋代葛洪《肘后备急方·救卒中恶死方第一》记述:"以葱刺耳,耳中、鼻中血出者莫怪。"以救卒中恶死。《肘后备急方·救卒尸蹶死方第二》:"尸蹶之病……以管吹其左耳中极三度,复吹右耳三度,活。"《古今图书集成医部全录卷一百三十七·耳门》引寻元危亦林《得效方》:"耳聋、耳鸣,蓖麻子四十九粒,大枣肉十个,入人乳和捣令匀,每取作枣核大,绵裹塞耳中,觉热为度。"《世医得效方》还有以"草乌头、石菖蒲等分,为末,绵裹塞耳"治疗耳鸣的记载。《针灸大成·经外奇穴》载:"耳尖,二穴。在耳尖上,卷耳取尖上是穴。治眼生翳膜,用小艾柱五壮。"吴师机《理瀹骈文》记述:"衄血……延胡塞耳，左衄塞右，右衄塞左，活血利气。"吴氏还进一步认识到"凡耳病用药吹耳、滴耳，不如涂耳外"。可见利用耳廓治病已有较为广泛的应用。

关于耳穴治病的原理，中医学亦有较多的记述。古代医家认为，耳不单纯是一个主听的器官，而且与脏腑、经脉有密切联系。《灵枢·五阅五使》曰："耳者，肾之官也。"《灵枢·口问》云："耳者，宗脉之所聚也。"《灵枢·邪气脏腑病形》曰："十二经脉，三百六十五络，其血气皆上于面而走空窍……其别气走于耳而为听。"从经络走行看，许多经络都是循耳而行，如足少阳胆经，起于目锐眦，上抵头角，下耳后，其支者从耳后入耳中，出走耳前至目锐眦后。手少阳三焦经起自无名指，从耳后入耳中，出走耳前，与足少阳经相合。足阳明胃经循颊车上耳前，手阳明大肠经之别者与耳合于宗脉，手太阳小肠经的支脉至目锐眦，却入耳中，足太阳膀胱经的支脉从巅至耳上角。由此可见耳与手足三阳经的联系最为密切，而阴经与阳经相表里，其又必然与阴经互有关系。因此，耳部经脉与全身经脉有着广泛联系。当人体内脏或躯体患病时，往往可通过经络反映在耳廓一定的部位，而针刺这些部位（反应点），即可达到治疗脏腑或躯体疾病的目的。

法国医学博士 P. Nogier 对耳廓进行了比较深入的研究，于1957 年发表了形如胚胎倒影的较为完整的耳穴图，并记载耳穴40 多个，促进了耳穴的研究、普及与发展。

近年来，我国加强了耳穴的研究与应用，耳穴治疗的适应证不断扩大，已由数十种发展到 100 余种，耳针麻醉在我国针麻领域中占有相当比重。1982 年，耳针协作组成立，1987 年，全国耳穴研究会成立。1992 年，经国家中医药管理局提出，国家技术监督局发布了中华人民共和国国家标准"耳穴名称与部位"，使耳穴得以基本定型。

一、穴位定位与主治

（一）耳廓表面解剖

1. 耳廓前面的表面解剖（图2-1）

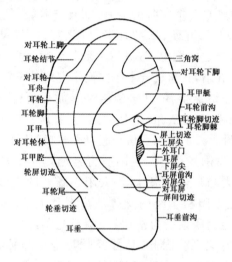

对耳轮上脚
耳轮结节
对耳轮
耳舟
耳轮
耳轮脚
耳甲
对耳轮体
耳甲腔
轮屏切迹
耳轮尾
轮垂切迹
耳垂

三角窝
对耳轮下脚
耳甲艇
耳轮前沟
耳轮脚切迹
耳轮脚棘
屏上切迹
上屏尖
外耳门
耳屏
下屏尖
耳屏尖
耳屏前沟
对屏尖
对耳屏
屏间切迹
耳垂前沟

图2-1　耳廓前面解剖图

（1）耳垂

耳垂：耳廓下部无软骨的部分。

耳垂前沟：耳垂与面部之间的浅沟。

（2）耳轮

耳轮：耳廓卷曲的游离部分。

耳轮脚：耳轮深入耳甲的部分。

耳轮脚棘：耳轮脚和耳轮之间的软骨隆起。

耳轮脚切迹：耳轮脚棘前方的凹陷处。

耳轮结节：耳轮后上部的膨大部分。

耳轮尾：耳轮向下移行于耳垂的部分。

轮垂切迹：耳轮和耳垂后缘之间的凹陷处。

耳轮前沟:耳轮与面部之间的浅沟。

(3) 对耳轮

对耳轮:与耳轮相对呈"Y"字型的隆起部,由对耳轮体、对耳轮上脚和对耳轮下脚三部分组成。

对耳轮体:对耳轮下部呈上下走向的主体部分。

对耳轮上脚:对耳轮向上分支的部分。

对耳轮下脚:对耳轮向前分支的部分。

轮屏切迹:对耳轮与对耳屏之间的凹陷处。

(4) 耳舟

耳舟:耳轮与对耳轮之间的弯曲凹沟。

(5) 三角窝

三角窝:对耳轮上、下脚与相应耳轮之间的三角形凹窝。

(6) 耳甲

耳甲:部分耳轮和对耳轮、对耳屏、耳屏及外耳门之间的凹窝。由耳甲艇、耳甲腔两部分组成。

耳甲艇:耳轮脚以上的耳甲部。

耳甲腔:耳轮脚以下的耳甲部。

(7) 耳屏

耳屏:耳廓前方呈瓣状的隆起。

屏上切迹:耳屏与耳轮之间的凹陷处。

上屏尖:耳屏游离缘上隆起部。

下屏尖:耳屏游离缘下隆起部。

耳屏前沟:耳屏与面部之间的浅沟。

(8) 对耳屏

对耳屏:耳垂上方,与耳屏相对的瓣状隆起部。

对屏尖:对耳屏游离缘隆起部。

屏间切迹:耳屏和对耳屏之间的凹陷处。

(9) 外耳门

外耳门:耳甲腔前方的孔窍。

2. 耳廓背面的表面解剖（图2-2）

（1）三个面

耳轮背面：耳轮背部的平坦部分。

耳轮尾背面：耳轮尾背部的平坦部分。

耳垂背面：耳垂背部的平坦部分。

（2）四个隆起

耳舟隆起：耳舟在耳背呈现的隆起。

三角窝隆起：三角窝在耳背呈现的隆起。

耳甲艇隆起：耳甲艇在耳背呈现的隆起。

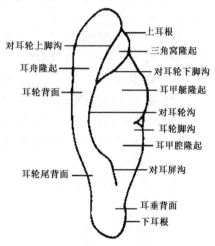

图 2-2　耳廓背面解剖图

耳甲腔隆起：耳甲腔在耳背呈现的隆起。

（3）五个沟

对耳轮上脚沟：对耳轮上脚在耳背呈现的凹沟。

对耳轮下脚沟：对耳轮下脚在耳背呈现的凹沟。

对耳轮沟：对耳轮体在耳背呈现的凹沟。

耳轮脚沟：耳轮脚在耳背呈现的凹沟。

对耳屏沟：对耳屏在耳背呈现的凹沟。

3. 耳根（图2-2）

上耳根：耳廓与头部相连的最上部。

下耳根：耳廓与头部相连的最下部。

（二）耳穴的名称、部位与主治

耳穴在耳廓的分布有一定规律，耳穴在耳廓的分布犹如一个倒置在子宫内的胎儿，头部朝下、臀部朝上。其分布的规律是：与头面相应的穴位在耳垂，与上肢相应的穴位在耳舟，与躯干相应的穴位在对耳轮体部,与下肢相应的穴位在对耳轮上、下脚,与腹腔相应的穴位在耳甲艇,与胸腔相应的穴位在耳甲腔,与消化管相应的穴位在耳轮脚周围等。为了便于取穴,将耳廓的不同部位分别分区(图 2-3)。耳穴的具体部位和主治分述如下:

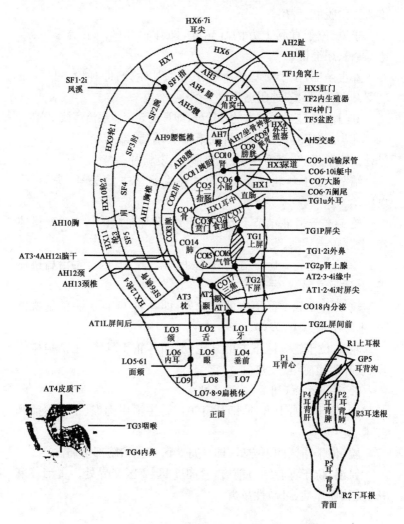

图 2-3 耳廓分区代号示意图

1. **耳轮穴位**(图2-3、图2-4)

耳中：位于耳轮脚处，即耳轮1区。主治呃逆、荨麻疹、皮肤瘙痒症、小儿遗尿症、咯血。

直肠：位于耳轮脚棘前上方的耳轮处，即耳轮2区。主治便秘、腹泻、脱肛、痔疾。

尿道：位于直肠上方的耳轮处，即耳轮3区。主治尿频、尿急、尿痛、尿潴留。

外生殖器：位于对耳轮下脚前方的耳轮处，即耳轮4区。主治睾丸炎、附睾炎、外阴瘙痒症。

肛门：位于三角窝前方的耳轮处，即耳轮5区。主治痔核、肛裂。

耳尖：位于耳廓向前对折的上部尖端处，即耳轮6区、7区交界处。主治发热、高血压、急性结膜炎、麦粒肿。

结节：位于耳轮结节处，即耳轮8区。主治头晕、头痛、高血压。

轮1：位于耳轮结节下方的耳轮处，即耳轮9区。主治扁桃体炎、上呼吸道感染、发热。

轮2：位于轮1区下方的耳轮处，即耳轮10区。主治扁桃体炎、上呼吸道感染、发热。

轮3：位于轮2区下方的耳轮处，即耳轮11区。主治扁桃体炎、上呼吸道感染、发热。

轮4：位于轮3区下方的耳轮处，即耳轮12区。主治扁桃体炎、上呼吸道感染、发热。

2. **耳舟穴位**(图2-3、图2-4)

指：位于耳舟上方处，即耳舟1区。主治甲沟炎、手指疼痛和麻木。

腕：位于指区的下方处，即耳舟2区。主治腕部疼痛。

风溪：位于耳轮结节前方，耳舟1区、2区交界处。主治荨麻疹、皮肤瘙痒症、过敏性鼻炎。

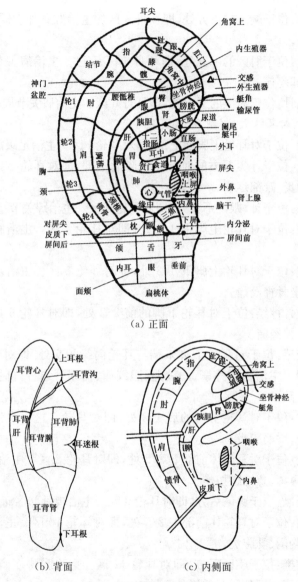

（a）正面

（b）背面　　　　　（c）内侧面

图 2-4　耳廓定位示意图

肘:位于腕区的下方处,即耳舟 3 区。主治肱骨外上髁炎、肘部疼痛。

肩:位于肘区的下方处,即耳舟 4 区、5 区。主治肩关节周围炎、肩部疼痛。

锁骨:位于肩区的下方处,即耳舟 6 区。主治肩关节周围炎。

3. 对耳轮穴位(图 2-3、图 2-4)

跟:位于对耳轮上脚前上部,即对耳轮 1 区。主治足跟痛。

趾:位于耳尖下方的对耳轮上脚后上部,即对耳轮 2 区。主治甲沟炎、趾部疼痛。

踝:位于趾、跟区下方处,即对耳轮 3 区。主治踝关节扭伤。

膝:位于对耳轮上脚中 1/3 处,即对耳轮 4 区。主治膝关节肿痛。

髋:位于对耳轮上脚下 1/3 处,即对耳轮 5 区。主治髋关节疼痛、坐骨神经痛。

坐骨神经:位于对耳轮下脚的前 2/3 处,即对耳轮 6 区。主治坐骨神经痛。

交感:位于对耳轮下脚末端与耳轮内缘相交处.即对耳轮 6 区前端。主治胃肠痉挛、心绞痛、胆绞痛、输尿管结石、自主神经功能紊乱。

臀:位于对耳轮下脚的后 1/3 处,即对耳轮 7 区。主治坐骨神经痛、臀筋膜炎。

腹:位于对耳轮体前部上 2/5 处,即对耳轮 8 区。主治腹痛、腹胀、腹泻、急性腰扭伤。

腰骶:位于腹区后方,即对耳轮 9 区。主治腰骶部疼痛。

胸:位于对耳轮体前部中 2/5 处,即对耳轮 10 区。主治胸胁疼痛、胸闷、乳腺炎。

胸椎:位于胸区后方,即对耳轮 11 区。主治胸胁疼痛、经前乳房胀痛、乳腺炎、产后泌乳不足。

颈:位于对耳轮体前部下 1/5 处,即对耳轮 12 区。主治落枕、颈项肿痛。

颈椎:位于颈区后方,即对耳轮13区。主治落枕、颈椎病。

4. 三角窝穴位(图2-3、图2-4)

角窝上:位于三角窝前1/3的上部,即三角窝1区。主治高血压。

内生殖器:位于三角窝前1/3的下部,即三角窝2区。主治痛经、月经不调、白带过多、功能性子宫出血、阳痿、遗精、早泄。

角窝中:位于三角窝中1/3处,即三角窝3区。主治哮喘。

神门:位于三角窝后1/3的上部,即三角窝4区。主治失眠、多梦、痛证、戒断综合征。

盆腔:位于三角窝后1/3的下部,即三角窝5区。主治盆腔炎。

5. 耳屏穴位:(图2-3、图2-4)

上屏:位于耳屏外侧面上1/2处,即耳屏1区。主治咽炎、鼻炎。

下屏:位于耳屏外侧面下1/2处,即耳屏2区。主治鼻炎、鼻塞。

外耳:位于屏上切迹前方近耳轮部,即耳屏1区上缘处。主治外耳道炎、中耳炎、耳鸣。

屏尖:位于耳屏游离缘上部尖端。主治发热、牙痛。

外鼻:位于耳屏外侧面中部,即耳屏1、2区之间。主治鼻前庭炎、鼻炎。

肾上腺:位于耳屏游离缘下部尖端。主治低血压、风湿性关节炎、腮腺炎、间日疟、链霉素中毒性眩晕。

咽喉:位于耳屏内侧面上1/2处,即耳屏3区。主治声音嘶哑、咽喉炎、扁桃体炎。

内鼻:位于耳屏内侧面下1/2处,即耳屏4区。主治鼻炎、鼻旁窦炎、鼻衄。

屏间前:位于屏间切迹前方耳屏最下部,即耳屏2区下缘处。

主治口腔炎、上颌炎、鼻咽炎。

6. 对耳屏穴位(图 2-3、图 2-4)

额:位于对耳屏外侧面的前部,即对耳屏 1 区。主治头痛、头晕、失眠、多梦。

屏间后:位于屏间切迹后方对耳屏前下部,即对耳屏 1 区下缘处。主治额窦炎。

颞:位于对耳屏外侧面的中部,即对耳屏 2 区。主治偏头痛。

枕:位于对耳屏外侧面的后部,即对耳屏 3 区。主治头痛、头晕、哮喘、癫痫、神经衰弱。

皮质下:位于对耳屏内侧面,即对耳屏 4 区。主治痛证、间日疟、神经衰弱、假性近视。

对屏尖:位于对耳屏游离缘的尖端。主治哮喘、腮腺炎、皮肤瘙痒症、睾丸炎、附睾炎。

缘中:位于对耳屏游离缘上,对屏尖与轮屏切迹之中点处。主治遗尿、内耳眩晕症。

脑干:位于轮屏切迹处。主治后头痛、眩晕、假性近视。

7. 耳甲穴位(图 2-3、图 2-4)

口:位于耳轮脚下方前 1/3 处,即耳甲 1 区。主治面瘫、口腔炎、胆囊炎、胆石症、戒断综合征、牙周炎、舌炎。

食道:位于耳轮脚下方中 1/3 处,即耳甲 2 区。主治食管炎、食管痉挛。

贲门:位于耳轮脚下方后 1/3 处,即耳甲 3 区。主治贲门痉挛、神经性呕吐。

胃:位于耳轮脚消失处,即耳甲 4 区。主治胃痉挛、胃炎、胃溃疡、失眠、牙痛、消化不良。

十二指肠:位于耳轮脚上方后 1/3 处,即耳甲 5 区。主治十二指肠溃疡、胆囊炎、胆石症、幽门痉挛。

小肠:位于耳轮脚上方中 1/3 处,即耳甲 6 区。主治消化不良、腹痛、心动过速、心律不齐。

大肠:位于耳轮脚上方前 1/3 处,即耳甲 7 区。主治腹泻、便秘、咳嗽、痤疮。

阑尾:位于小肠区与大肠区之间,即耳甲 6、7 区交界处。主治单纯性阑尾炎、腹泻。

艇角:位于对耳轮下脚下方前部,即耳甲 8 区。主治前列腺炎、尿道炎。

膀胱:位于对耳轮下脚下方中部,即耳甲 9 区。主治膀胱炎、遗尿症、尿潴留、腰痛、坐骨神经痛、后头痛。

肾:位于对耳轮下脚下方后部,即耳甲 10 区。主治腰痛、耳鸣、神经衰弱、肾盂肾炎、哮喘、遗尿症、月经不调、阳痿、遗精、早泄。

输尿管:位于肾区与膀胱区之间,即耳甲 9、10 区交界处。主治输尿管结石绞痛。

胰胆:位于耳甲艇的后上部,即耳甲 11 区。主治胆囊炎、胆石症、胆道蛔虫症、偏头痛、带状疱疹、中耳炎、耳鸣、听力减退、急性胰腺炎。

肝:位于耳甲艇的后下部,即耳甲 12 区。主治胁痛、眩晕、经前紧张症、月经不调、更年期综合征、高血压、假性近视、单纯性青光眼。

艇中:位于小肠区与肾区之间,即耳甲 6、10 区交界处。主治腹痛、腹胀、胆道蛔虫症、腮腺炎。

脾:位于耳甲腔的后上部,即耳甲 13 区。主治腹胀、腹泻、便秘、食欲不振、功能性子宫出血、白带过多、内耳眩晕症。

心:位于耳甲腔正中凹陷处,即耳甲 15 区。主治心动过速、心律不齐、心绞痛、无脉症、神经衰弱、癔病、口舌生疮。

气管:位于心区与外耳门之间,即耳甲 16 区。主治支气管炎、咳喘。

肺:位于心、气管区周围处,即耳甲 14 区。主治咳喘、胸闷、声音嘶哑、痤疮、皮肤瘙痒症、荨麻疹、扁平疣、便秘、戒断综合征。

三焦:位于外耳门后下,肺与内分泌区之间,即耳甲 17 区。主治便秘、腹胀、上肢外侧疼痛。

内分泌:位于耳屏切迹内,耳甲腔的前下部,即耳甲 18 区。主治痛经、月经不调、更年期综合征、痤疮、间日疟。

8. 耳垂穴位(图 2-3、图 2-4)

牙:位于耳垂正面前上部,即耳垂 1 区。主治牙痛、牙周炎、低血压。

舌:位于耳垂正面中上都,即耳垂 2 区。主治舌炎、口腔炎。

颌:位于耳垂正面后上部,即耳垂 3 区。主治牙痛、颞下颌关节紊乱症。

垂前:位于耳垂正面前中部,即耳垂 4 区。主治神经衰弱、牙痛。

眼:位于耳垂正面中央部,即耳垂 5 区。主治假性近视。

内耳:位于耳垂正面后中部,即耳垂 6 区。主治内耳眩晕症、耳鸣、听力减退。

面颊:位于耳垂正面眼区与内耳区之间,即耳垂 5、6 区交界处。主治周围性面瘫、三叉神经痛、痤疮、扁平疣。

扁桃体:位于耳垂正面下部,即耳垂 7、8、9 区。主治扁桃体炎、咽炎。

9. 耳背穴位(图 2-3、图 2-4)

耳背心:位于耳背上部,即耳背 1 区。主治心悸、失眠、多梦。

耳背肺:位于耳背中内部,即耳背 2 区。主治哮喘、皮肤瘙痒症。

耳背脾:位于耳背中央部,即耳背 3 区。主治胃痛、消化不良、食欲不振。

耳背肝:位于耳背中外部,即耳背 4 区。主治胆囊炎、胆石症、胁痛。

耳背肾:位于耳背下部,即耳背 5 区。主治头痛、头晕、神经衰弱。

耳背沟：位于对耳轮沟和对耳轮上、下脚沟处。主治高血压、皮肤瘙痒症。

10. 耳根穴位(图 2-4)

上耳根：位于耳根最上处。主治鼻衄。

耳迷根：位于耳轮脚沟的耳根处。主治胆囊炎、胆石症、胆道蛔虫症、鼻塞、心动过速、腹痛、腹泻。

下耳根：位于耳根最下处。主治低血压。

二、操作方法

(一) 取穴原则

1. 取穴规律

(1) 根据相应部位取穴：这是根据病变部位之所在，在耳廓上相应部位取穴。如膝关节病在耳廓上取膝穴，胃病在耳廓上取胃穴，坐骨神经痛在耳廓上取坐骨神经穴等。

(2) 根据脏腑辨证取穴：根据中医藏象学说，按脏腑辨证理论取穴。如眼病，中医学认为"肝开窍于目"，可在耳廓上取肝穴治疗；皮肤病，中医学认为"肺主皮毛"，可在耳廓上取肺穴治疗等。

(3) 根据经络辨证取穴：主要根据经络证候和经络循行分布的特点取穴。如偏头痛，按经络辨证属胆经，可在耳廓上取胰胆穴针刺；上齿痛，按经络辨证属胃经，可在耳廓上取胃穴治疗等。

(4) 根据西医学理论取穴：耳穴中有些穴位是根据西医学理论命名的，如肾上腺、内分泌等。这些穴位的功能与西医学的理论一致，如月经不调可取用耳穴内分泌。因此，可根据西医学的理论来理解和运用这些穴位。

(5) 根据临床经验取穴：在长期的临床实践中发现某个穴位或某些穴位对治疗某病有效而取之。如痛证取神门穴，麦粒肿取耳尖穴放血等。

2. 耳穴寻找方法

在应用耳针治病时,除可按照耳穴分布图在耳廓上寻找穴位外,还应结合探查法来确定耳穴的位置,以提高疗效。常用的探查法有:

(1) 肉眼观察法

就是直接通过肉眼或借助于放大镜在自然光线下,对耳廓由上而下、由内至外仔细查找与疾病有关的阳性反应点。主要是观察耳廓上的变色、变形、丘疹、血管形状、脱屑等。

变色指耳穴部位的颜色不同于周围耳廓皮肤的颜色,常见的变色有点状或片状红晕及暗红、暗灰、苍白、中央白色边缘红晕等。这一类阳性反应在各种疾病中占 45%左右,多见于胃炎、消化性溃疡、消化道出血、肠炎、阑尾炎、肝炎、肺炎、肾炎、心脏病、关节炎、高血压、低血压及一些妇科疾病等。

变形指耳穴部位的皮肤形状发生改变,常见的变形有结节状隆起、点状凹陷、圆圈状凹陷、条索状隆起或凹陷、线状纵横交错等。这一类阳性反应在各种疾病患者中占 20%左右,多见于肝肿大、肝硬化、结核病、肿瘤、截瘫、先天性心脏病、胃下垂、胆石症等。

丘疹指耳穴部位点状隆起高于周围皮肤,常见有水泡样丘疹、红色丘疹、白色丘疹。这一类阳性反应在各类疾病患者中占 15%左右,多见于慢性胃炎、膀胱炎、心肌炎、阑尾炎、慢性支气管炎及妇科疾病、肠道疾病等。

血管充盈即耳穴部位的血管过于充盈或扩张,如顺脉管走向明显充盈、血管局部充盈、圆圈状充盈、条段状充盈等。这一类阳性反应在各种疾病中占 10%左右,多见于冠心病、心肌梗死、高血压、泌尿系血管瘤、支气管扩张等。

脱屑指耳穴部位产生脱屑,多为白色糠皮样皮屑,不易擦去。这一类阳性反应在各种疾病患者中占 10%左右,多见于肺病、皮肤病、更年期综合征、便秘等。

（2）压痛点检查法

用弹簧探针或毫针针尾，以均匀的压力，在与疾病相应的耳廓部位从周围逐渐向中心探压；或自上而下，自外而内对整个耳廓进行普查。探查出压痛最敏感的穴位。

（3）电测定法

采用一定的仪器，测定耳穴的电阻、电容和电位的变化，来确定针刺的部位。

（二）毫针刺法

1. 选择针具：耳针常用的针具为 26～30 号粗细的 0.5 寸毫针。

2. 选择体位：接受耳针治疗的患者体位一般采用坐位，如遇初诊患者精神紧张、怕针、怕痛或病重体弱或老年患者，则应采用卧位为好。

3. 消毒：由于耳针比体针易引起感染，并且感染后易造成耳软骨膜炎，所以必须重视耳廓、针具和医者手指的消毒。耳廓消毒，用 0.5％碘伏或 75％酒精棉球，要求由内向外、由上向下，对耳廓进行全面消毒，防止感染。医者在操作前用肥皂把手和指甲洗干净，再用酒精棉球擦拭后即可进行针刺操作。

4. 进针：毫针的进针可采用捻转进针法和插入进针法。捻转进针时，医者用左手固定耳廓，右手拇、食二指夹持针柄，将针尖对准耳穴，快速捻动，边捻边按，使针随捻转而刺入。插入进针时，医者左手固定耳廓，右手拇、食、中三指持针，将针尖对准穴位，用力一按，迅速将针插入耳穴中。

5. 角度：针刺的角度取决于耳穴的位置，以及是否要进行透穴。位于耳甲腔、耳甲艇、三角窝中的耳穴，一般多采用直刺；位于耳轮、对耳屏内侧、屏间切迹等部位的耳穴，一般多采用斜刺；位于耳舟、对耳轮的一些穴位和需要透刺的穴位，一般采用沿皮刺。

6. 深度：针刺深度应视患者耳廓局部的厚薄而灵话掌握，一般刺入约 1 毫米深，即刺入耳软骨，而不刺穿对侧皮肤为宜，刺入后多采用慢而有力的捻转手法。

7. 针感：多数患者进针时有疼痛或热胀感，但也有少数患者感到酸、重，甚至有某些特殊的感觉如麻、凉、暖等，一般有这些反应者疗效较好。

8. 留针、出针及疗程：针刺操作后一般留针 20～30 分钟，慢性病可留针 1～2 小时或更长时间。留针期间，可间隔捻针以加强刺激。起针时用消毒干棉球压迫针孔，防止出血。必要时再涂以酒精或碘伏，以防感染。一般每日或隔日 1 次，10 次为 1 个疗程，休息 5～7 天再针第 2 个疗程。

（三）埋针法

对于慢性疾病、体质虚弱或者不能每日坚持门诊治疗的患者，常应用埋针法进行治疗。有时为了巩固对某些疾病的治疗效果，也常采用皮内针埋针法。埋针前，先将耳廓严格消毒，再用消毒好的镊子夹住已消毒的撳钉式或颗粒式皮内针，在选定好的耳穴上将针刺入，然后把剪成小块的胶布贴在针环或针尾上，使针固定。每耳埋针 1～3 穴，每次埋针可保留 2～5 天，每日按压 3～4 次。若天气炎热、多汗，埋针时间不宜过长，一般保留 2～3 天。埋针期间，切忌水湿浸泡耳廓，以防感染。若埋针局部出现痛胀感时应及时检查，如见针眼处皮肤红肿发炎，应将针取出，同时给予抗炎治疗。

（四）压籽法

压籽法是指在耳穴表面贴压磁珠、王不留行籽、油菜籽、小米等，以代替埋针的一种简便的治疗方法。本法安全无痛，副作用小，适用病证广泛，凡是用耳针治疗的疾病皆可用此法治疗，尤其适用于小儿及惧怕针刺的患者。压籽前，先根据病证选取耳穴，并消毒，待干后医者用左手固定耳廓，右手用镊子取黏有磁珠或王不留行籽的小方块胶布，对准选取的耳穴贴敷，并用手按压使之固定。嘱患者每日用手指按揉 2～3 次，每次 2～3 分钟。一般贴敷 3～5 天后去掉，根据病情更换穴位再贴。贴敷期间，注意防止胶布粘水潮湿,以免引起耳部皮肤炎症,夏季压籽因多汗,贴敷时间不宜过长。对胶布过敏或耳部有冻疮、炎症者不宜采用本法。

三、适应病证

耳针治疗的疾病很广泛,内、外、妇、儿、五官等各科的疾病都可用耳针治疗,尤其对各种原因引起的不同性质的疼痛效果较为满意。一般来说,对急性疼痛的治疗效果较慢性疼痛为好,对外伤疼痛的效果尤为显著。

四、注意事项

(1) 针刺前必须对针具和耳廓等严格消毒,以防感染。

(2) 对治疗扭伤及肢体活动障碍的患者,进针后耳廓充血发热时,应嘱患者适当活动患部。如此有助于疗效的提高。

(3) 耳针治疗有时也可能发生晕针,必须注意预防和及时处理。

(4) 对有习惯性流产的孕妇,不宜用耳针治疗。对高血压、动脉硬化患者针刺前后应适当休息,以防意外。

(5) 耳廓有冻伤或有炎症患者应禁针,以防炎症扩散,待冻伤及炎症痊愈后,再继续治疗有关的疾病。

五、临床参考资料

(1) 公丕媛等用王不留行籽压迫耳穴眼、目 1、目 2、肝、脾、肾、心等治疗儿童弱视,每次贴双耳,每日用手轻轻按压 3～5 次,使之达到热、胀、酸、痛为度,每次 3～5 分钟,连续 7～10 天为 1 个疗程,后除去,休息 2～3 天继续治疗。共治疗 10～15 个疗程。总有效率 68.3%。(公丕媛,张庆莲.耳穴压豆治疗儿童弱视 60 例[J].长春中医药大学学报,2007,23(1):55.)

(2) 陶善平等用磁珠耳穴贴压治疗单纯性肥胖症,取耳穴肺、三焦、大肠、脾、胃、饥点、内分泌、口、神门等穴,贴紧加压,使患者感到酸胀痛感。每次只用一侧耳穴,两耳交替使用,嘱患者每日自行按摩 6 次以上,每周治疗 3 次,15 次为 1 个疗程,连续治疗 3 个疗程后观察疗效。结果总有效率为 85%。(陶善平,王峰,黄美芳,等.耳穴贴压治疗单纯性肥胖症临床观察[J].北京中医,2007,26(8):514-515.)

第二节 头针针法

头针针法又称头皮针针法、颅针针法,是针刺头部穴位或头皮上特定区域以治疗疾病的一种方法。

早在新石器时期,人们就利用砭石刺激头部,以解除头部疾患。随着金属针具的产生,经络学说的形成,在针灸医学发展的同时,也极大地促进了头部针刺的发展。《内经》认为头为诸阳之会,手足六阳经皆上循于头面。其中,手足阳明经分布于前额及面部,手足少阳经分布于头侧部,手太阳经行于头颈、头面部,足太阳经行于头顶、头项部。而六阴经中除手少阴心经与足厥阴肝经直接上行于头面之外,所有阴经的经别合入相表里的阳经之后均到达头面部。此外,督脉"上至风府,入属于脑,上巅,循额,至鼻柱。"阳蹻、阳维脉皆绕头,十二经别和十二经筋中分布于头部者亦多。《灵枢·邪气脏腑病形》亦曰:"十二经脉,三百六十五络,其血气皆上于面而走空窍。"这充分说明了头部经络集中,腧穴密布,是脏腑、经络气血汇集的部位,针刺头部的穴位不仅可治头部疾患,也可治疗与机体相关部位的全身疾病。晋代皇甫谧的《针灸甲乙经》记载了头部穴位 52 个,单穴 10 个,双穴 21 个。宋代王惟一所编《铜人腧穴针灸图经》,对头部穴位予以统一,一直沿用至今。明代杨继洲著成的《针灸大成》,对头部穴位治疗全身病证更为重视。

随着时代的发展,西医学的兴起和渗透,经络学说的研究不断取得进展。20 世纪 50 年代初,针灸学把古老的针刺疗法与西医学结合起来,使头针针法得以进一步完善,进而形成了各种头针针法学派。山西、陕西、上海、浙江及北京等地的一些针灸工作者,在临床实践中不断探索,对头部的某些腧穴及区域进行研究,发现针刺头部某些特定部位对脑及机体其他部位的疾病有治疗作用,尤其是对脑源性疾病具有特殊疗效。其中,山西焦顺发根据大脑皮质功能定位与头皮的空间对应关系,结合头针针感的传导规律与临床疗效,在头皮上确定了 16 个刺激区,即运动区(包括言语一区)、感觉区、舞蹈震颤控制区、血管舒缩区、晕听区、言语二区、言语三区、运用区、足运感区、视区、平衡区、胃区、肝胆区、胸腔区、生殖区、肠区,并于 1971 年撰写了头针针法的专著《头针》。陕西方云鹏提出伏象与伏脏学说,即沿前额部、冠状缝、矢状缝、人字缝为一个对应人体的头部、上肢、躯干、下肢的伏象;自前额正中向额角方向延伸,为一个依次代表上焦、中焦、下焦的伏脏投影。上海汤颂延则根据中医基础理论和经络学说,将额顶、顶枕发际头皮,分成前、后两部分,前属阴,后属阳,并分别确立点、线、面(区)等治疗穴区,如三角区、血线等。南京张鸣九则以传统的头部穴位作为针刺部位,治疗精神病取得较好疗效。而北京中国中医研究院针灸经络研究所的陈克彦集诸家之长,将头皮针针法纳入中医理论体系中,使刺激区与传统的经络腧穴相结合,并且把徐疾补泻、提插补泻等手法运用到头针施术中。为了适应国际间头针针法的推广和交流,促进其进一步发展。中国针灸学会按分区定经、经上选穴,并结合透刺穴位方法的原则,拟定了《头皮针穴名标准化国际方案》,并在 1984 年日本召开的世界卫生组织西太区会议上正式通过。

一、定位与主治

标准头穴线均位于头皮的部位,按颅骨的解剖名称分额区、

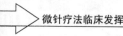

顶区、颞区、枕区 4 个区和 14 条标准线（左侧、右侧、中央共 25条）。兹将定位及主治分述如下：

1. 额区（图 2-5）

额中线：位于头前部，从督脉神庭穴向前引一直线，长 1 寸。主治癫痫、精神失常、鼻病等。

额旁 1 线：位于头前部，从膀胱经眉冲穴向前引一直线，长 1 寸。主治冠心病、心绞痛、支气管哮喘、支气管炎、失眠等。

额旁 2 线：位于头前部，从胆经头临泣穴向前引一直线，长 1 寸。主治急慢性胃炎、胃和十二指肠溃疡、肝胆疾病等。

额旁 3 线：位于头前部，从胃经头维穴内侧 0.75 寸起向下引一直线，长 1 寸。主治功能性子宫出血、阳痿、遗精、子宫脱垂、尿频、尿急等。

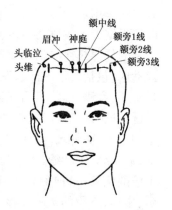

图 2-5　额区头穴线

2. 顶区（图 2-6、图 2-7）

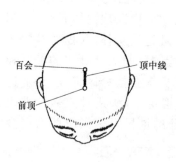

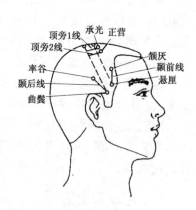

图 2-6　顶区和颞区头穴线

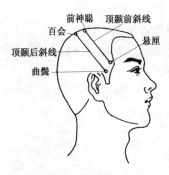

图 2-7 顶区头穴线

顶中线:位于头顶部,即从督脉百会穴至前顶穴之间。主治多尿、脱肛、高血压、头顶痛、腰腿足病证等。

顶颞前斜线:位于头顶部、头侧部,从头部经外奇穴前神聪(百会前1寸)至颞部胆经悬厘引一斜线。全线分5等份,上1/5治疗对侧下肢和躯干瘫痪,中2/5治疗对侧上肢瘫痪,下2/5治中枢性面瘫、运动性失语、流涎、脑动脉粥样硬化等。

顶颞后斜线:位于头顶部、头侧部。从督脉百会穴至颞部胆经曲鬓穴引一斜线。全线分5等份,上1/5治疗对侧下肢和躯干感觉异常,中2/5治疗对侧上肢感觉异常,下2/5治疗头面部感觉异常。

顶旁1线:位于头顶部,督脉旁1.5寸,从膀胱经承光穴向后引一直线,长1.5寸。主治腰腿病证,如瘫痪、麻木、疼痛等。

顶旁2线:位于头顶部,督脉旁开2.25寸,从胆经正营穴向后引一直线,长1.5寸到承灵穴。主治肩、臂、手等病证,如瘫痪、麻木、疼痛等。

3. 颞区(图2-6)

颞前线:位于头的颞部,从胆经颔厌穴至悬厘穴连一直线。主治偏头痛、运动性失语、周围性面神经麻痹和口腔疾病。

颞后线:位于头的颞部,从胆经率谷穴向下至曲鬓穴连一直线。主治偏头痛、耳鸣、耳聋、眩晕等。

4. 枕区(图2-8)

枕上正中线:位于头枕部,即督

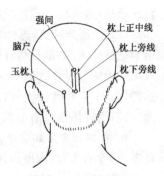

图 2-8 枕区头穴线

脉强间穴至脑户穴一段,长 1.5 寸。主治眼病、癫痫等。

枕上旁线:位于头枕部,由枕外粗隆督脉脑户穴旁开 0.5 寸起,向上引一直线,长 1.5 寸。主治视力障碍、白内障、近视眼等。

枕下旁线:位于头枕部,从膀胱经玉枕穴向下引一直线,长 2 寸。主治小脑疾病引起的平衡障碍、后头痛等。

二、操作方法

(一) 取穴原则

根据病情,选择相关头穴线进行治疗。

(二) 毫针刺法

1. 针具:头针一般选用 28～30 号的 1～1.5 寸毫针,婴幼儿可用 0.5 寸毫针针刺。

2. 体位和消毒:患者取坐位或卧位,在进针前,首先要暴露头皮,分开局部头发,局部常规消毒。

3. 进针

(1) 快速进针法:用右手拇、食二指尖捏住针体下端(距针尖约 2 毫米处),针尖对准进针点,距头皮约 5 厘米,手腕背伸后,再突然手腕掌屈,利用腕部的一屈一伸,使针尖快速冲进头皮下,如此可减少进针疼痛。临床上亦可用指切进针,沿皮刺入,但必须快速透皮,进入皮下或帽状腱膜下层。

(2) 快速推针法:进针后,右手拇、食二指捏住针柄下半部,中指紧贴针体末端,沿皮将针体快速推进至帽状腱膜下层。本法也可用双手配合操作,即右手拇、食二指尖捏住针柄下半部,中指紧贴针体,另左手拇、食二指尖轻轻捏住针体近皮处,以免针体弯曲,然后将针体快速沿皮推进至帽状腱膜下层。

4. 针刺的角度和深度:由于头部皮肉浅薄,血管丰富,针刺的角度 30°左右为宜,深度以达帽状腱膜下层为宜。

5. 行针手法:针体进入帽状腱膜下层之后,医者可根据患者体质、病证性质和头穴部位,而采取提插、捻转、徐疾、迎随等手法,以激发经气、补虚泻实,达到有效刺激量。

(1) 焦顺发头针快速捻转手法:要求针体进入帽状腱膜下层后,在一定深度时固定针体,不能上下移动。一般要求医者肩、肘、腕各关节和拇指固定不动,食指呈半屈曲状态,用食指第1节桡侧面和拇指第1节的掌侧面捏住针柄,利用食指掌指关节的伸屈动作,使针体快速旋转。每分钟使毫针左右捻转达 200 次左右,持续 2～3 分钟。特点是速度快、频率高,较易激发针感,能在较短时间内达到有效刺激量,从而使患部出现气至病所的感应,如温热抽动感等。

(2) 陈克彦头针徐疾补泻手法:将体针的徐疾补泻演化用于头针,以徐进疾退为补,疾进徐退为泻,分别用于虚证和实证。行补法时缓慢而有力地将针下插至帽状腱膜下层,深 0.8 寸许,紧压头穴 0.5～1 分钟,迅速将针退至皮下。行泻法时迅速进针至帽状腱膜下层,深 0.8 寸许。缓慢而有力地将针上提,使针孔处的头皮由于针的上提而呈丘状。本法可反复进行,得气后在 0.8 寸深处留针 10 分钟。

(3) 朱明清头针抽添手法:分为抽气法和进气法两种。抽气法则手持毫针,与头皮呈 15°角,运用指力使针尖快速透入皮肤,针进入帽状腱膜下层后,将针体平卧,缓插 1 寸左右,再用右手拇、食二指紧捏针柄,左手按压进针点处以固定头皮,用暴发力将针迅速向外抽提 3 次,然后再缓慢地向内进回原处,以紧提慢按为主。如此反复运针,以得气为效,是为泻法。进气法则手持毫针,与头皮呈 15°角,运用指力使针尖快速透入皮肤,针进入帽状腱膜下层后,将针体平卧,插入 1 寸左右,再用右手拇、食二指紧捏针柄,左手按压进针点处以固定头皮,用暴发力将针迅速向内进插 3 次,然后再缓慢地向外退回原处,以紧按慢提为主。如此反复运针,以得气为度,是为补法。

(4) 李观荣头针震动术:针体沿皮进入帽状腱膜下层,深 1

寸左右得气后,留针 1 分钟,将针体提出 1/3,轻轻捻转提插、微微震动针体 9 次,每隔 3～5 分钟再按上法行针,共 9 次为度。

(5)迎随补泻法:根据经脉循行路线,调节针刺方向,以补虚泻实。一般可用于额、顶区头针治疗线。如额中线行补法时,从神庭穴进针,沿皮由上而下,顺经脉而刺;行泻法时,从前额发际下 0.5 寸处进针,沿皮由下而上,逆经脉而刺。顶中线行补法时,从百会穴进针,沿皮由后向前刺至前顶穴,顺经脉而刺;行泻法时,从前顶穴进针,沿皮由前顶穴刺至百会穴,逆经脉而刺。

(6)头针复式补泻手法:是将提插、徐疾、针向迎随、开阖补泻等手法结合起来,施用于头针治疗线的复式手法。如顶中线行补法时,由后向前透刺,分三部进针,由浅而深,每部 0.4 寸左右,各部行紧按慢提手法 9 次,在 1.2 寸处留针 30 分钟,一次退针至皮下,出针后疾闭针孔。行泻法时,则由前向后透刺,一次进针至 1.2 寸处,再分三部退针,由深而浅,每部 0.4 寸左右,各部行紧提慢按手法 6 次,在 0.4 寸处留针 30 分钟,然后摇大针孔出针。

(7)多针刺法

① 头针对刺法:有上下对刺和前后对刺两种,前者用于额区,后者用于头顶各线。对刺法的两根针是相对而刺,并非针尖相抵。

② 头针交叉刺法:用 2～4 根毫针呈交叉状同时刺激某一头穴或治疗线的刺法。

③ 头针接力刺法:适用于顶颞前、后斜线上的多针刺法。其操作常用相等长度的 3 根毫针,分别从上述治疗线的起点、第 1、第 2 等份点处进针,沿皮由上而下依次透针。

④ 头针齐刺法:是用 3 根针并列集中刺激同一头穴或治疗线的多针刺法,适用于额中线、顶中线和枕上正中线等。

6. **出针**：押手持消毒干棉球对准针孔附近，刺手的中指或无名指沿着针柄快速下滑，以压住针柄周围的头发，然后刺手的拇、食二指（或拇、食、中三指）捏住针柄快速往外拔出，并及时按压针孔，以免出血。

7. **疗程**：每日或隔日1次，10次为1个疗程，休息3～7天后再作第2个疗程。

三、适应病证

据大量临床实践证明，头针可广泛用于100余种常见病证的治疗，是仅次于耳针应用范围的微针疗法。头针具有多方面作用，其一，有调整大脑皮质功能的作用和促进大脑局部及全身的血液循环的作用，主要适用于治疗中枢神经系统疾患，如脑血管病引起的偏瘫、失语、假性球麻痹，小儿神经发育不全、脑性瘫痪、颅脑外伤后遗症、脑炎后遗症、癫痫、舞蹈病、震颤麻痹等。其二，有调节大脑皮质兴奋和抑制功能状态的作用，主要适用于治疗精神病证，如精神分裂症、癔病、考场综合征、抑郁症、更年期精神紊乱、老年性痴呆以及小儿先天愚型患者。其三，有显著的止痛止痒作用，主要适用于治疗头痛、三叉神经痛、颈项痛、肩痛、腰背痛、坐骨神经痛、胆绞痛、胃痛、痛经等各种急慢性痛证，多发性神经炎所致的肢体远端麻木，以及荨麻疹、皮炎、湿疹等皮肤病引起的瘙痒症状。其四，有调整皮质内脏功能失调的作用，主要适用于高血压、冠心病、男子功能性的性功能障碍、月经不调、胃溃疡、神经性呕吐、功能性腹泻及斑秃等。

四、注意事项

（1）注意检查针具，以免因针尖不锐等引起疼痛。

（2）头针刺入时要迅速，行针时要随时注意针下感觉，如有阻力感或局部疼痛时，要及时调整针刺方向和深度，保证针体在帽状腱膜下层。

（3）留针时不要随意碰撞针柄，以免发生弯针和疼痛。

（4）起针时要用消毒干棉球按压针孔片刻，以防出血。

（5）囟门、颅骨骨缝尚未骨化的婴儿和孕妇不宜用头针；头颅手术部位及头皮严重感染、溃疡、水肿和创伤处等不宜针刺，可在其对侧相应头穴进行针刺。

（6）年老体弱者，不能耐受头针运针的强刺激时，应慎用。

五、临床参考资料

（1）单永华等治疗多发性抽动症，以额中线、顶中线、顶旁1线为主穴，枕上正中线、额旁1线、顶颞前斜线、颞后线等为配穴，留针时间30～60分钟，每日或隔日1次，20次为1个疗程。2个疗程后疗效统计，总有效率为89.1％。（单永华，姚维菊.头皮针治疗多发性抽动症临床观察[J].中国针灸，2001，21(6)：331-332.）

（2）孙青热等选择60例缺血性中风失语患者随机分为观察组和对照组，每组30例。对照组予语言训练治疗；观察组在语言训练基础上，取顶颞前斜线、顶颞后斜线、顶中线行针刺治疗，出针后，在顶颞前斜线、顶中线、顶颞后斜线、曲鬓穴和悬厘穴连线四线围定区域，用梅花针轻叩2～3遍。采用《汉语失语成套测验》计分标准，比较两组患者失语检查法各亚项评分。结果：两组在治疗后信息量、流利性、复述、词命名、颜色命名、反应命名、回答是否、听辨认、执行指令各亚项的评分均较治疗前明显提高（均$P<0.05$），且观察组治疗后以上各项评分均较对照组增加明显（$P<0.05$）。（SUN Qing-re, JI Xiang-dong, CUI Zhen-ping, etc. Observation on the therapeutic effect of scalp acupuncture, plum-blossom needle combined with speech rehabilitation training on aphasia of ischemic apoplexy[J]. World Journal of Acupuncture-Moxibustion, 2010, 20(4): 13-18.）

第三节　面针针法

　　面针针法是针刺面部的特定穴位以治疗疾病的一种方法。是以中医学对面部"色诊"的理论为基础发展而来的。

　　早在《灵枢·五色》就有记载,面部可分成各个反应区,分别反映五脏、六腑、肢节各部的病证。《灵枢·五色》说:"五色各见其部,察其浮沉,以知浅深;察其泽夭,以观成败;察其散抟,以知远近;视色上下,以知病处。"这是脏腑肢节的病理变化反映于体表的一个重要方面,也是中医"视其外应,以知其内脏"说的内容之一,故针刺面部的一定区域对脏腑肢节有一定的治疗作用。

一、定位与主治

　　《灵枢·五色》记载:"庭者,首面也;阙上者,咽喉也;阙中者,肺也;下极者,心也;直下者,肝也;肝左者,胆也;下者,脾也;方上者,胃也;中央者,大肠也;挟大肠者,肾也;当肾者,脐也;面王以上者,小肠也;面王以下者,膀胱子处也;颧者,肩也;颧后者,臂也;臂下者,手也;目内眦上者,膺乳也;挟绳而上者,背也;循牙车以下者,股也;中央者,膝也;膝以下者,胫也;当胫以下者,足也;巨分者,股里也;巨屈者,膝膑也。"面针针法就是根据上述记载,将面部分为6个部,24个穴区,即额至上唇正中7个单穴,鼻旁、眼旁、口旁、颧部及颊部共17个对穴,其具体分布如图2-9。

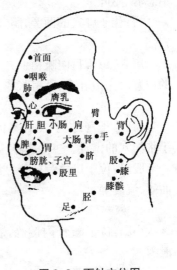

图2-9　面针穴位图

1. 额部

首面：位于眉心至前发际正中连线的上、中 1/3 交界处。主治头痛、头晕。

咽喉：位于眉心至前发际正中连线的中、下 1/3 交界处，在首面穴与肺穴连线的中点。主治咽喉肿痛。

肺：位于两眉心连线的中点，相当于印堂穴处。主治咳喘、胃病、失眠。

2. 鼻部

心：位于鼻梁骨最低处，正当两侧目内眦连线的中点。主治心悸、怔忡。

肝：位于鼻正中线与两颧骨中点连线之交叉点，即心穴与脾穴连线的中点。主治胸胁痞满疼痛。

脾：位于鼻尖上方，当鼻准头上缘正中，相当于素髎穴处。主治纳差、消化不良。

胆：位于肝穴的两旁，当鼻梁骨外缘偏下方，目内眦直下。主治恶心、呕吐。

胃：位于脾穴的两旁，胆穴之下方，当鼻翼中央偏上方。主治胃痛。

膺乳：位于目内眦稍上方，鼻梁骨外缘凹陷处，相当于睛明穴的位置。主治乳少、乳房胀痛。

3. 口部

膀胱、子宫：位于人中沟上，当人中沟上、中 1/3 交界处，相当于水沟穴的位置。主治痛经。

股里：位于口角旁 5 分，当上下唇相吻合处。主治股内侧痛、面瘫、流涎等。

4. 颧部

小肠：位于颧骨内侧缘，在肝、胆穴的同一水平线上。主治泄泻。

肩：位于颧部，当目外眦直下方，颧骨之上，与小肠穴相平。

主治肩臂疼痛、面痛。

大肠：位于颧面部，当目外眦直下方，颧骨下缘处，相当于颧髎穴处。主治便秘、腹泻、腹痛。

臂：位于颧骨后上方，肩穴的后方，颧弓上缘处。主治肩背痛、头痛、上齿痛。

手：位于臂穴下方，颧弓下缘处。主治手痛、齿痛。

5. 颊部

肾：位于颊部，当鼻翼水平线与太阳穴的垂直线相交叉处。主治尿少、尿痛。

脐：位于颊部，肾穴下方约 7 分处。主治脐腹痛。

背：位于耳屏前方，当耳屏内侧与颞下颌关节之间，相当于听宫穴处。主治腰背痛、耳聋、耳鸣。

股：位于耳垂与下颌角连线的上、中 1/3 交界处。主治大腿扭伤、股外侧皮神经炎。

膝：位于耳垂与下颌角连线的中、下 1/3 交界处。主治膝肿痛。

膝髌：位于下颌角前上方咬肌隆起处，相当于颊车穴。主治膝关节损伤。

胫：位于下颌角的前方，下颌骨上缘处。主治距小腿关节扭伤、腓肠肌痉挛。

足：位于胫穴的前方，目外眦直下方，下颌骨上缘处。主治足部疼痛。

二、操作方法

(一) 取穴原则

1. 根据相应部位选穴：如咽喉肿痛选咽喉穴，膝痛选膝穴等。

2. 根据中医理论选穴：如肝阳上亢之眩晕，除选取肝穴外，加选肾穴，以"滋水涵木"；肺虚咳喘取肺穴外，加取脾穴，以"培土生金"；鼻病选肺穴，因"肺开窍于鼻"；痹病筋缓可加选肝穴，因"肝主筋"。

3. 按敏感点选穴：在病变相应区域内及其附近应用电阻探测仪探查，选用最敏感点针刺。

（二）毫针刺法

毫针刺法一般选用 28～32 号粗细、0.5～1.5 寸长的毫针，经消毒后，按毫针刺法进针。

针刺角度视穴位部位皮肉厚薄及针刺的需要，分别以横刺、斜刺或直刺的角度，徐徐刺入一定的深度。一般额、鼻、口旁的穴位都用斜刺或横刺，颊部的穴位可采用直刺，并应视透穴的需要，掌握一定的针刺方向和针刺深浅。针刺得气后可留针 10～30 分钟，每隔 5～10 分钟捻转 1 次，必要时也可用皮内埋针法。在面针麻醉时一般采用持续捻针法，在额、鼻、眼旁等部位可加用电针。

面针治疗时，一般隔日或每日 1 次，10 次为 1 个疗程。2 个疗程之间，休息 5～7 天。

三、适应病证

面针针法适用于治疗全身各种疾病，尤其对疼痛性疾病效果较佳。

四、注意事项

（1）施针前必须严格消毒，如有疤痕者应避开，以免引起出血和疼痛。

（2）在应用电阻探测仪寻找敏感点时，应注意用消毒干棉球擦干面部的湿润区，以免出现假敏感区。

（3）面针区皮肤比较敏感，进针时动作应轻柔，以减轻疼痛，并避免进针过深或强烈捻转、提插，而致患者难以接受。

五、临床参考资料

（1）杨翠芳取腰区、背区下 1 寸治疗急性腰扭伤。根据腰扭伤部位不同,再辨证加减。如腰脊中间疼痛加人中,一侧腰部疼痛加攒竹,胁肋疼痛加支沟、阳陵泉。常规消毒进针得气后,嘱患者多种姿势活动腰部,留针 30 分钟,中途行针 1 次,腰部出微汗为适度,指压取针。133 例中痊愈 116 例,占 87.2%;显效 11 例,占8.4%;有效 5 例,占 3.8%;无效 1 例,占 0.8%。总有效率99.2%。1 次性治愈 81 例,2 次治愈 44 例,3 次治愈 7 例。(杨翠芳.以面针为主治疗急性腰扭伤[J].针灸临床杂志,2002,18(11):18.)

(2) 张时宜以作胆囊切除、胆总管切开置"T"管引流,术后 5 天以上的住院病人为对象,设不同配穴方法处理的 4 组(内含体针 3 组和面针穴 1 组)和空白对照 1 组。观察针前、电针 15、45 分钟和去针后 20、50 分钟共 5 个时程的胆汁量的变化。结果表明,电针 4 组穴位,都能促进胆汁的分泌和排出,而对照组胆汁量随时间的推移显著减少。电针 4 组中以肝俞、期门等俞募穴和面针穴肝透胆的作用更为明显,尤为不同的是面针有十分显著的后效应,其后效应时间超过 30 分钟,而其他体针穴组未显示出明显的后效应。(张时宜.面针探讨与临床应用[J].中国针灸,1997,3(2):143-147.)

第四节 眼针针法

眼针针法是我国著名针灸家彭静山先生,根据后汉华佗"观眼察病"的理论创立的一种治疗疾病的方法。据明代王肯堂所著《证治准绳·七窍门上》记载:"华元化云:目形类丸,瞳神居中而前,如日月之丽东南而晦西北也。内有大络六,谓心、肺、脾、肝、肾、命门,各主其一;中络八,谓胆、胃、大小肠、三焦、膀胱,各主其一。外有旁支细络,莫知其数,皆悬贯于脑下,连脏腑,通畅血气往来,以滋于目。故凡病发,则有形色丝络显见,而可验内之何脏腑受病也。"华佗通过观察眼球上经络血管形状变化以测知疾病的方法,说明了两眼和全身五脏六腑等有着密切的联系。彭静山受此启发而创立眼针针法。眼睛是经络的集散地,与脏腑、经络、气血有密切的联系。《灵枢·大惑论》说:"五脏六腑之精气,皆上注于目而为之精。精之窠为眼,骨之精为瞳子,筋之精为黑眼,血之精为络,其窠气之精为白眼,肌肉之精为约束,裹撷筋骨血气之精而与脉并为系,上属于脑,后出于项中……目者,五脏六腑之精也,营卫魂魄之所常营也,神气之所生也。"说明眼睛是五脏六腑精气之所注,是人体营卫、气血、精神、魂魄之所藏,后世"五轮八廓"之说即本于此。因此,在眼眶周围施针,可以达到调理脏腑,疏通经络,醒脑开窍,畅达气血的目的。

一、定位与主治

华佗的"察眼诊病"法是用八卦(乾、坎、艮、震、巽、离、坤、兑)表示的,彭氏则改用1~8区。左眼以顺时针方向排列,右眼以逆时针方向排列。8个区共13个穴位,其名称依其脏腑名称而定,其穴位分布均在眼眶边缘2分许,总称为"眼周八区十三穴"(图2-10)。

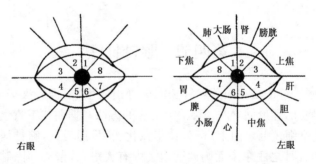

图2-10 眼针经区穴位图

1. 1区

肺:主治咳喘、咽喉肿痛、胸痛等。

大肠：主治泄泻、便秘、腹痛、腹胀等。

2. 2 区

肾：主治腰痛、膝软、耳鸣、遗精、阳痿、不育、不孕等。

膀胱：主治遗尿、癃闭、尿频、尿急、尿痛等。

3. 3 区

上焦：主治头面、颈项、胸背及胸腔脏器病证。

4. 4 区

肝：主治胸胁胀痛、头痛、眩晕、目赤、黄疸等。

胆：主治胆囊炎、胆结石等。

5. 5 区

中焦：主治上腹部、腰背部及腹腔脏器病证。

6. 6 区

心：主治心悸、心痛、失眠、健忘等。

小肠：主治泄泻、肠鸣、腹痛等。

7. 7 区

脾：主治腹胀、纳呆、便溏、肢倦乏力、水肿等。

胃：主治胃痛、恶心、呕吐、嗳气、泛酸等。

8. 8 区

下焦：主治小腹、髂、臀、腰骶、下肢部及盆腔脏器病证。

二、操作方法

(一) 取穴原则

1. **循经取穴**：根据病证，观看眼睛相应经区，仔细观察球结膜上血管形态、颜色的微妙变化，若有变化，在对应区内取穴。如咳嗽、咳血，其病位在肺，审察眼部肺区血管颜色、形态均有改变，可取双侧眼部肺穴针刺。

2. **看眼取穴**：不管何病，只要眼部经区有明显血管变化，即针刺该区相应眼穴。

3. **按病位取穴**：以其病位在上、中、下焦部位不同，分别取上、中、下焦之穴针刺。如病在头面、上肢、胸部者取上焦等。

（二）毫针刺法

针刺前应严格消毒针具及穴位,防止感染。针具常选用30～32号粗细、0.5寸长不锈钢毫针,针刺时应先找准穴位,按紧眼睑,保护眼球,轻轻刺入,可直刺或沿皮横刺,或斜刺达皮下组织,刺入2～3分深即可,横刺不得过区。一般不用手法,未得气可提起重复再刺。一般留针5～30分钟。出针后用消毒干棉球按压针孔片刻,以防止出血或因误伤皮下血管而引起皮下瘀血。

三、适应病证

眼针针法适用于治疗多种疾病,其中对神经系统,特别是对各种痛证和脑部疾患疗效尤佳。

四、注意事项

（1）眼针针刺,要注意保护眼睑和眼球,针刺靠近目内眦时,不宜过深,以防刺伤动脉。

（2）眼睑肥厚者,或眼睑上青色静脉很明显者,均不宜施行眼针。如需要时宜特别慎重地轻刺、浅刺。

五、临床参考资料

（1）冯卫星等将80例脑梗塞患者随机分为两组,每组40例,其中治疗组采用眼针治疗,取偏瘫侧下焦区、上焦区和肾区,眶内横刺法,轻刮针柄,得气后留针15分钟;对照组采用体针治疗,取曲池、外关、合谷、足三里、三阴交、太溪、太冲,普通针刺,平补平泻,留针30分钟。两组治疗均每日1次,15次为1个疗程。共治疗2个疗程。两组神经功能缺损程度和Barthel指数积分较治疗前均明显改善($P<0.01$),治疗组与对照组比较差异有统计学意义($P<0.01$)。（冯卫星,闫永梅.眼针对脑梗塞患者神经功能缺损程度和Barthel指数的影响[J].针灸临床杂志,2010,26(10):7-8.）

（2）黄兴丽等治疗顽固性失眠症,用随机对照的方法,将134例患者分为治疗组68例和对照组66例,治疗组以眼针心区为主穴,随证加减,心脾两虚证加脾区,心肾不交证加肾区、心胆气虚证加肝区、胆区。对照组每晚20：00口服地西泮片5 mg,疗程均为两周。结果治疗组总有效率85.29%,对照组51.51%。（黄兴丽,王鹏琴.眼针治疗顽固性失眠症临床观察[J].辽宁中医杂志,2010,37(9):1801-1802.）

第五节　鼻针针法

鼻针针法是用毫针在鼻部范围内的一定穴位进行针刺以治疗疾病的方法。鼻针针法是以中医学对鼻部"色诊"的理论为基础发展起来的。鼻居面部正中,古人称之为"明堂"。《灵枢·五色》记载:"五色独决于明堂……明堂者,鼻也。"《灵枢·五阅五使》也说,"五色之见于明堂,以观五脏之气","脉出于气口,色见于明堂"。说明五脏如有病变,其脏之病色必然显露于外,通过观察鼻部色泽的变化就可以测知病生于何脏何腑。《素问·五脏别论》篇指出:"五气入鼻,藏于心肺。"《古今图书集成医部全录卷第一百五十一·鼻门》:"《疮疡全书》亦曰:鼻居面中,为一身之血运。"由此可以理解,鼻与全身气血和心肺的功能活动有密切的联系。近人参考了古代文献,通过临床实践,创用了鼻针以治疗全身各部病证的方法。

鼻和全身经络脏腑有着密切的联系。《灵枢·邪气脏腑病形》说:"十二经脉,三百六十五络,其血气皆上于面而走空窍……其宗气上出于鼻而为臭。"就经脉循行分布而言,循行达鼻的经脉有足阳明胃经、手太阳小肠经、手阳明大肠经、足太阳膀胱经及任脉、督脉等。阳明为多气多血之经,督脉总督一身之阳,而鼻是手足阳明与督脉交会之处。任脉总任一身之阴,与督脉会合于鼻口之间。故鼻为阴阳会合、诸经聚集之处,气血循行尤为旺盛,脏腑、气血的变化都可反映于鼻。针刺鼻部的特定穴位也可以起疏通经络,通调脏腑,调气和血,达到治疗疾病的目的。

一、定位与主治

鼻针穴位的分布,是以《灵枢·五色》中有关鼻的脏腑分布为依据,结合临床经验而确定的。《灵枢·五色》记载:"明堂骨高以起,平以直,五脏次于中央,六腑挟其两侧,首面上于阙庭,王宫在于下极。"根据这一原则,鼻针的穴位分为三条线和 23 个刺激点(图 2-11)。

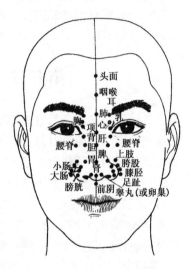

图 2-11　鼻针穴位图

1. 面中线

起于前额正中,止于水沟穴之上,共 9 穴。

头面:位于额部正中,当眉心和前发际中点连线的上 1/3 处。主治头面部、心血管系统及神经系统病证。

咽喉:位于头面穴与肺穴之间,当眉心和前发际中点连线的下 1/3 处。主治咽喉病证。

肺:位于两眉头之间。主治肺系、皮肤病证。

心:位于肺穴之下,两目内眦角之间。主治心血管系统、神经系统病证。

肝:位于心穴之下,当两颧骨中点相连之鼻正中线上。主治肝胆系病证。

脾:位于肝穴之下,当鼻准头上缘正中线上。主治脾胃病证。

肾:位于鼻尖之端。主治肾、膀胱病证及溺水、昏厥。

前阴(外生殖器):位于鼻中隔下端尽处。主治外生殖器病证。

睾丸(或卵巢):位于鼻尖(肾穴)的左右两侧各一穴。主治睾丸炎、附睾炎。

2. 鼻孔线

起于目内眦角的下方,紧靠鼻梁骨两侧,至鼻翼下端尽处止,共5穴。

胆:位于肝穴的外侧,目内眦角直下处。主治胆囊炎、胆结石。

胃:位于脾穴的外侧,胆区直下处。主治胃肠病证。

小肠:位于鼻翼上1/3处。胃穴下方。主治腹痛、腹泻。

大肠:位于鼻翼正中处,小肠穴下方。主治便秘、腹胀。

膀胱:位于鼻翼壁尽处,大肠穴下方。主治膀胱炎、前列腺炎。

3. 鼻旁线

起于眉内侧,沿鼻外侧下行于鼻孔线的外方,止于鼻翼尽处外侧,共9穴。

耳:位于眉内侧端,与肺穴相平。主治耳聋、耳鸣等。

胸:位于眉棱骨下,目窠之上。主治胸闷、胸痛。

乳:位于睛明穴上方。主治乳腺炎、眼病。

项背:位于睛明穴下方。主治落枕、项背痛、眼病。

腰脊:位于胆穴外方,项背穴的外下方。主治腰脊痛。

上肢:位于胃穴外方,腰脊穴的外下方。主治上肢病证、鼻塞、流涕。

胯股:位于与鼻翼上部相平处外侧,上肢穴的外下方。主治胯股痛、鼻塞。

膝胫:位于鼻翼正中处外侧,胯股穴的下方。主治膝胫肿痛、鼻塞。

足趾:位于鼻翼下部相平处外侧,膝胫穴下方。主治足趾麻痛肿胀、鼻炎。

二、操作方法

（一）取穴原则

1. 根据受病的脏腑器官选穴：如肝病取肝穴，胃病取胃穴，心病取心穴等。

2. 根据中医理论选穴：如目疾取肝穴，因"肝开窍目"；失眠取心穴，因"心主神明"；鼻针麻醉时取肺穴，以减轻切、缝皮肤时的疼痛，因"肺主皮毛"等。

3. 根据探查到的敏感反应点选穴：探查可用毫针针柄或探针、火柴棒等在患者鼻部按压以寻找压痛点，或用电阻探测仪在患者鼻部的病变相应处轻而均匀、缓慢、有顺序地探查，当病变处皮肤电阻降低，而导电量升高至 $130\sim180\ mA$ 时，患者会感到测量局部有针刺样或烧灼样疼痛，探测监听器中也会发出"哒、哒"的声响，此点即为敏感反应点，刺后往往有较显著的疗效。

（二）毫针刺法

鼻穴针刺一般选用 $28\sim32$ 号粗细、$0.5\sim1$ 寸长毫针。在患者鼻部皮肤常规消毒后，按毫针针刺法进针，依穴位所在部位皮肉的厚薄，分别采用斜刺或横刺，用轻缓的手法徐徐刺入一定的深度。一般面中线上的穴位都用横刺（向下或向上），刺入较浅；鼻孔线、鼻旁线上的穴位多用斜刺，一般刺入 $2\sim3$ 分即可。鼻部穴位敏感性较强，针刺后可产生酸、麻、胀等针感。一般酸麻感越强，疗效越好。针刺得气后可留 $10\sim30$ 分钟，每隔 $5\sim10$ 分钟用轻、慢手法捻针 1 次。应用鼻针麻醉时一般采用持续捻转法，并可加用电针。

鼻针治疗一般每日或隔日针刺 1 次，10 次为 1 个疗程。2 个疗程之间，休息 7 天左右。

三、适应病证

鼻针针法适用于治疗全身各种疾病，但对功能性疾病效果较好,对器质性疾病疗效较差,可配合体针或其他疗法治疗。

四、注意事项

(1) 施针前必须严格消毒,以防感染。若针刺局部有瘢痕应避开,以免引起出血或疼痛。

(2) 鼻部皮肤较为敏感,进针时应尽量采用无痛进针法,进针后避免刺入过深和进行强烈提插、捻转,而致患者难以忍受。

(3) 应用电阻探测仪寻找敏感点时,应以消毒干棉球擦干鼻部的湿润区,以免出现假敏感区。

(4) 由于鼻部肌肉较薄,选用针具不宜过长,也不宜直刺进针,以免针身歪斜,引起疼痛。

五、临床参考资料

(1) 刘亚梅治疗顽固性呃逆 36 例。鼻针选取胃穴,向上斜刺,以轻缓手法捻转刺入,患者出现酸、麻、胀、痛、流泪、打喷嚏等针感时留针 30 分钟,每隔 10 分钟轻慢捻转 1 次。体针选取内关、公孙、足三里、中脘等,留针 30 分钟,每隔 10 分钟行针 1 次。同时指压双攒竹穴,以病人能耐受为度,按压 10～20 分钟。36 例中除 1 例胰头癌死亡,1 例肺癌死亡外,全部经 1 次治愈,有效率 100％。(刘亚梅,柴立辉. 指压加针刺鼻针治疗顽固性呃逆 36 例 [J]. 针灸临床,2002,18(4):10.)

(2) 钱志云治疗过敏性鼻炎 22 例。取鼻穴肺、肾,以及迎香、合谷。针刺时肺透心,肾透脾,迎香透鼻通、睛明。针刺得气后,先泻后补,然后接电针仪,电流强度由小至大,逐步递增,以病人耐受为度,频率 120 次/分,留针 30 分钟,每隔 10 分钟运针 1 次,10 次为 1 个疗程。结果痊愈 15 例占 12％,显效 53 例占 44％,好转 38 例占 31％,无效 16 例占 13％,总有效率为 83％。(钱志云. 鼻针治疗急慢性鼻炎及过敏性鼻炎的临床观察[J]. 针灸临床杂志,1998,14(1):27.)

第六节 人中针针法

人中针针法是指在人中沟上取穴针刺以治疗疾病的一种方法。人中位于口鼻之间,口主地气(水谷),鼻主天气(呼吸),人居天地之中,故名人中。人中为督脉循行所过,督脉上通于脑,贯心络肾,交会联系诸阳经,并与任脉交于龈交,使阴阳两条总脉相联系。由此可见,人中沟为经络气血运行的通路,针刺人中沟中各穴可调和阴阳气血,调理五脏六腑,对全身多种病证有治疗作用。

人中沟处有丰富的血管、神经分布,血管分布主要有面动脉和面静脉的分支及唇动脉和唇静脉的分支。神经分布主要有三叉神经的感觉纤维,交感神经颈上节的血管运动纤维及面神经分支。

一、定位与主治

将人中沟平均分为上、中、下三段,每段有三个穴位,三段共计9穴。9个穴位均在人中沟内,由下向上依次命名为:沟1(兑端)、沟2、沟3、沟4、沟5、沟6、沟7、沟8、沟9。人中沟上、中、下三段的主治规律是:上段(沟7~9)主治下焦病证(包括肝、肾、胞宫、膀胱等器官及下肢部病证),中段(沟4~6)主治中焦病证(包括脾、胃、腰、腹等病证),下段(沟1~3)主治上焦病证(包括头面、颈项、胸背、心、肺及上肢部的病证)。

各穴具体主治如下(图2-12):

沟1:主治头面和颅脑病急性期、唇麻、唇痛、唇吻强、牙痛、牙龈痛、舌痛等,多用三棱针放血。

沟2:主治头面项背疼痛、面瘫、中风等。

沟3:主治心肺及胸壁、肘、腕部病

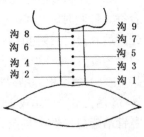

图2-12 人中针穴位图

证及头部震颤等。

沟 4：主治胸部、上腹部病证，如胸胁、胃脘胀痛、乳痈等。

沟 5：主治脾胃病证及腰脊疼痛等症，如急性腰扭伤、胰腺炎、胆道蛔虫症等。

沟 6：主治肝肾及腰脊疼痛等。

沟 7：主治尿潴留、腹股沟至膝部病变。

沟 8：主治下肢和膝部疼痛、热胀等。

沟 9：主治下肢和膝部疼痛、热胀及鼻痛、鼻干等症。

二、操作方法

(一) 取穴原则

人中沟中每个穴位均可主治相应部位的脏腑器官的病变，当某一组织器官出现病变时，可取相应的穴位来治疗，如头痛取沟1，腹痛取沟 4 等。还可根据中医学理论辨证或辨经取穴，如按"肺主皮毛"的理论，荨麻疹可取沟 3。

(二) 毫针刺法

选 26 号粗细、0.5～1 寸长的毫针，快速直刺进针，根据病变的上、下、左、右部位的不同，针刺方法作相应的调节，如左侧上部病变，针尖斜向左下方。久病邪深宜深刺，留针时间宜长。新病急症宜浅刺，不留针，或短时间作提插捻转等手法。除中风用穴较多外，一般病证只取一穴，如中暑、昏迷、抽搐、急性腰扭伤及面部肿胀、麻木、蚁行感常刺一穴。并且常与承浆、合谷、内关、膻中、建里、气海、关元、夹脊、阳陵泉、足三里、三阴交、昆仑、隐白、涌泉等穴配合，治疗兼证。

病位偏于左侧者针刺偏左，偏右侧者针刺偏右；偏于下焦上部者取上段偏下之穴，余类推。三段九穴均可治头面部病证，尤其是下段三穴。沿正中线向上斜刺可治督脉所主的头面、脊背、腰骶部及两下肢病变，向下斜刺可治任脉所主的胸腹部病证。

三、适应病证

人中针针法适用于治疗各种脑病,如晕厥、抽搐、急慢惊风、高热惊厥、癫、狂、痫、脏躁、中风、面瘫、面肌痉挛、解颅、五迟、五软、尿闭等;各种疼痛性病证,如头痛、牙痛及颈项、胸腹、脊背、四肢等部位疼痛,尤以急性风湿痛及急性腰扭伤疗效最为显著。此外,还可用于治疗四肢麻木、月经不调、产后血晕及面部肿胀疼痛、麻木、蚁行感等。

四、注意事项

(1)人中沟位于危险三角区,故针刺前必须严格消毒,以防感染。

(2)人中沟处神经较丰富,针刺时痛感较明显,故进针要快,手法必须熟练,刺激强度宜适当,以防晕针。

(3)人中沟部位小,穴位分布集中,取穴必须准确。

五、临床参考资料

(1)钱勤贤针刺兑端(沟1)、耳尖治疗遗尿症32例,毫针刺入2～3分深,留针15～20分钟,每隔5分钟捻针1次。每日或隔日1次,经10次治疗后,29例治愈,占90.6%,半年后随访未见复发。2例好转,占6.3%,无效1例,占3.1%。总有效率为96.9%。(钱勤贤.针刺治疗遗尿症32例[J].中国针灸,1999,19(6):375.)

(2)姜希英等取兑端(沟1)、承浆放血治疗口唇干裂20例,每穴点刺出血1～3滴,未愈者隔日再行1次。结果1次治愈16例,经2次治愈4例。(姜希英,赵设林.放血疗法治疗口唇干裂20例[J].上海针灸杂志,1995,14(5):210.)

第七节 口针针法

口针针法是在口腔黏膜上取穴针刺以治疗疾病的一种方法。口部通过经络系统与脏腑密切联系。据《内经》记载,手足阳明经脉均"挟口",足阳明经脉、足厥阴经脉及督脉皆"环唇",任脉和冲脉"络唇口","阴脉之海"任和"阳脉之海"督脉在口部交会沟通。可见,口部与五脏六腑有密切关系。所以,《罗氏会约医镜·杂证》说:"口者,五脏六腑所贯通也,脏腑有偏胜之疾,则口有偏胜之症。"五脏六腑的生理、病理都可反映于口部,针刺口腔黏膜上的穴位则可调节脏腑功能,协调阴阳,治疗各种脏腑及全身性疾病。

一、定位与主治

将口腔黏膜划分为 10 个穴区(图 2-13、图 2-14)。

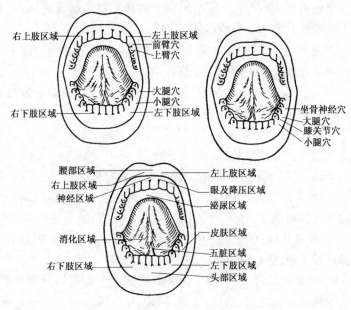

图 2-13 口针穴位分区

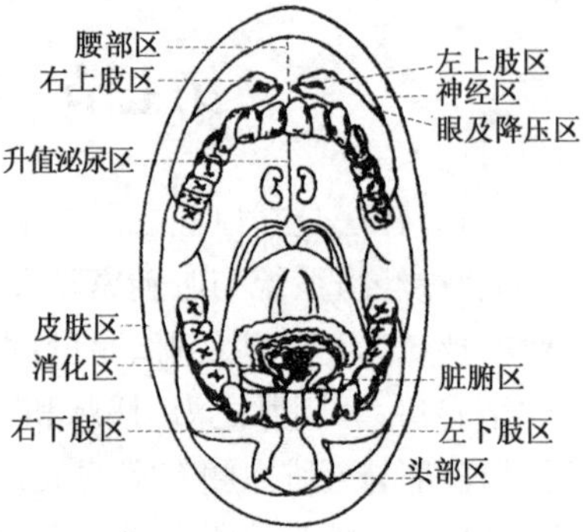

1. 上肢区域:位于上颌侧切牙至第 2 磨牙及口腔前庭黏膜处。主治上肢诸关节疼痛、扭伤和脑血管意外后遗症。

图 2-14　口针穴位分布规律及区域示意图

上臂穴:位于上颌左侧第 2 双尖牙与第 1 磨牙之间口腔黏膜处。主治肩臂疼痛。

前臂穴:位于上颌左侧尖牙与第 1 双尖牙之间口腔前庭黏膜处。主治前臂肿痛等。

2. 下肢区域:位于下颌下切牙到第 3 磨牙及口腔前庭黏膜处。主治下肢诸关节疼痛和扭伤、坐骨神经痛、小儿麻痹后遗症、脑血管意外后遗症等。

坐骨神经穴:位于下颌左侧第 1 磨牙与第 2 磨牙之间,牙龈下方黏膜处。主治坐骨神经痛。

大腿穴:位于下颌左侧第 2 双尖牙与第 1 磨牙之间齿龈下方口腔前庭黏膜处。主治股冷胀痛。

膝关节穴:位于下颌左侧第 1、第 2 尖牙之间,齿龈下方口腔前庭黏膜处。主治膝关节痛。

小腿穴:位于下颌左侧尖牙与第 1 双尖牙之间齿龈下方口腔前庭黏膜处。主治腓肠肌痉挛等。

上述上肢、下肢两区域的穴位分布左右对称。

3. 神经区域:位于上颌中切牙间齿龈上方口腔前庭黏膜处。主治三叉神经痛、面瘫等。

4. 头部区域:位于下颌中切牙齿龈下方口腔前庭黏膜处。主治神经性头痛、落枕等。

5. 泌尿区域:位于上颌中切牙间齿龈上方固有口腔黏膜处。主治尿频、尿痛、遗精、遗尿、痛经、阳痿、早泄等。

6. 消化区域:位于下颌左侧尖牙齿龈下方固有口腔黏膜处。主治消化系统病变,如急性胃肠炎、消化不良、腹泻、腹痛、胃痛等。

7. 五脏区域:位于下颌右侧侧切牙齿龈下方固有口腔黏膜处。主治咳嗽、气喘、心悸等。

8. 眼及降压区域:位于上颌左侧侧切牙齿龈上方口腔前庭黏膜处。主治眼部疾患、高血压。

9. 腰部区域:位于上颌右侧侧切牙齿龈上方口腔前庭黏膜处。主治腰扭伤、腰肌劳损等。

10. 皮肤区域:位于下颌左侧第 1 磨牙齿龈下方口腔前庭黏膜处。主治皮肤瘙痒症、神经麻痹等。

二、操作方法

(一) 取穴原则

1. 按部取穴:根据病变所在部位取相应的穴区,如坐骨神经痛取坐骨神经穴,眼疾取眼区,腰病取腰部区域等。

2. 对症取穴:根据证候的性质及归属,取相应穴区,如面神经炎可取神经区域。

3. 交叉取穴:左侧有病取右侧穴位,右侧有病取左侧穴位。

(二) 毫针刺法

患者半张口,医者用纱布垫在患者上、下唇部,将上、下唇撑开,取 30 号粗细、0.5～1.5 寸毫针,局部常规消毒后,将针尖与口腔黏膜呈 15°～30°角斜行刺入,得气后留针 15～20 分钟。起针时,一手用纱布捏住唇部,另一手拔针。

三、适应病证

口针针法对各种痛证疗效较明显,如坐骨神经痛、急性腰扭伤、目赤肿痛等。此外,对痿证及面神经麻痹也有较好疗效。

四、注意事项

（1）消毒要严格，以防口腔黏膜感染。

（2）取穴要准确，以免影响疗效。

（3）针刺手法要缓慢轻柔，以防出血。

五、临床参考资料

（1）张玉英取双侧坐骨神经穴治疗坐骨神经痛，局部消毒后，用2寸毫针垂直向下，沿唇及下颌骨之间进针，深达1.5寸左右，不行针，留针30分钟。隔日1次。45例患者治疗后全部有效。经1次治疗症状完全消失者27例，占60%；5次治疗后症状基本消失者15例，占33%。（张玉英，栾述智.口针疗法治疗坐骨神经痛45例[J].中国民间疗法，2001，9（4）：16.）

（2）韩淑凯等取神经区、头部区治疗脑血管意外假性球麻痹50例，针尖与口腔黏膜呈15°～30°角，进针10～20毫米，行小幅度捻转手法，不提插，得气后留针30分钟。每天治疗1次，10次为1个疗程，疗程间休息3天，治疗2个疗程后，吞咽功能障碍恢复到4级，计40例；吞咽功能提高1级，但未达到4级，计10例。总有效率达100%。（韩淑凯，张宝昌.口针疗法治疗脑血管意外假性球麻痹50例[J].中国民间疗法，2008，28（6）：447.）

第八节 舌针针法

舌针针法是针刺舌体上的穴位以治疗疾病一种方法。《灵枢·终始》载："重舌，刺舌柱以铍针也。"《素问·刺禁论篇》曰："刺舌下中脉太过，血出不止，为瘖。"这些都是古医家运用舌针治病的经验总结。舌为心之苗，又为脾之外候。有关舌与脏腑的关系《内经》中也有不少记载，如《素问·阴阳应象大论篇》曰："心主舌……在窍为舌。"《灵枢·脉度》曰："心气通于舌，心和则舌能知五味矣。"《灵枢·五阅五使》曰:"舌者,心之官也。"经络系统与舌部也有着密切广泛的联系,据《内经》记载,足太阴经脉"连舌本,散舌下";足少阴经脉"挟舌本",经别"系舌本";手少阴络脉"系舌本";足太阳经筋"别入结于舌本"。《灵枢·经脉》还记载:"肝者,筋之合也,筋者聚于阴器,而脉络于舌本也。"从脏腑、经络和舌的关系看,脏腑、经络、气血上营于舌,脏腑、经络的病变也可从舌上反映出来,而针刺舌上的这些反应点则又可治疗相应的病证。

一、定位与主治

舌针穴位共 24 个(图 2-15),其定位及主治如下:

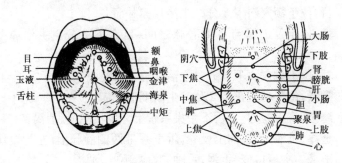

图 2-15 舌针穴位

心:位于舌尖部。主治心经相应病证。

肺:位于心穴斜向旁开 3 分的舌边部。主治肺经相应病证。

胃:位于舌面中央,心穴后 1 寸。主治胃经相应病证。

脾:位于胃穴旁开 4 分。主治脾经相应病证。

胆:位于胃穴旁开 8 分。主治胆经相应病证。

肝:位于胆穴后 5 分。主治肝经相应病证。

小肠:位于胃穴后 3 分。主治小肠经相应病证。

膀胱:位于小肠穴后 3 分。主治膀胱经相应病证。

肾:位于膀胱穴旁开 4 分。主治肾经相应病证。

大肠:位于膀胱穴后 2 分。主治大肠经相应病证。

阴穴:位于大肠穴后2分之舌根部。主治前后阴病证。

聚泉:位于舌面中央,胃穴前2分。主治消渴、舌强等。

上肢:位于肺穴与胆穴之间的舌边部。主治上肢病痛。

下肢:位于阴穴旁开1寸,近舌边缘。主治瘫痪。

三焦:从聚泉穴引第1条横线,舌尖部分统称上焦穴;通过小肠穴引第2条横线,第1、第2条横线之间为中焦穴;通过大肠穴引第3条横线,小肠穴与大肠穴横线之间为下焦穴。上、中、下焦三穴分别主治上、中、下焦相应病证。

额:将舌向上卷起,舌尖抵上门齿,在舌尖正下3分处。主治头痛、眩晕。

目:位于额穴斜下3分。主治目赤肿痛。

鼻:位于舌边缘与舌下静脉之间,目穴下2分。主治鼻塞、鼻渊。

耳:位于鼻穴斜下2分。主治耳鸣、耳聋。

咽喉:位于耳穴正下2分。主治咽喉肿痛。

海泉:将舌卷起,在舌下中央系带上。主治呃逆、消渴。

金津、玉液:舌尖向上反卷,舌下系带两侧静脉上,左为金津,右为玉液。主治口疮、舌强、舌肿、喉痹、呕吐、消渴。

舌柱:舌上举,在舌下之筋如柱上。主治重舌、舌肿。

中矩:舌上举,在舌底与齿龈交界处。主治舌燥、中风舌强不语。

二、操作方法

(一) 取穴原则

1. 单用舌穴:根据中医脏腑、经络学说,按疾病的性质选取相应的舌穴。如心穴、脾穴、金津、玉液治口舌糜烂;心穴、肾穴、额穴治不寐、健忘;肝穴、肾穴、阴穴治月经不调等。

2. 与邻近腧穴配用:如胆穴配风池治偏头痛;中矩配廉泉治中风舌强不语;肺穴配天突治哮喘。

3. 与任督脉经穴配用：如膀胱穴配中极治尿急、尿痛；阴穴配命门、关元治遗精、阳痿等。

4. 与经穴左右配用：①与同侧的经穴相配，如右侧肾穴、耳穴配右侧太溪穴，治右侧耳鸣。②与对侧经穴相配，如右上肢穴、脾穴配左侧曲池、合谷，治左上肢瘫痪、手臂肿痛；左下肢穴、肾穴配右侧阳陵泉、绝骨穴，治下肢痿痹、膝腿肿痛等。

（二）毫针刺法

针刺前，一般先用 3% 过氧化氢溶液漱口，以清洁口腔。针舌面穴位时，让患者自然伸舌于口外；针舌底穴位，患者将舌卷起，舌尖抵住上门齿，舌尖向上反卷，使舌固定；或可由医者用纱布将舌固定于口外，进行针刺。针刺时采用快速进针，深度 0.5 寸左右，适当配合提插、捻转手法，留针 5 分钟。采用舌穴刺血法时，一般选用 26 号粗细、1 寸长毫针，在选用穴位上快速点刺，使其出血。

三、适应病证

舌针针法适用于治疗舌体及肢体运动功能障碍的病证，如舌麻、舌体歪斜、重舌、口内异味感、肢体瘫痪和麻木、咽痛等，以及脏腑经络病证如高血压、肩周炎、心血管病等。

四、注意事项

（1）严格消毒，避免针刺感染和口腔污染。

（2）掌握"针不宜过粗、刺不宜过深、血不宜过多"的舌针针刺原则。

（3）有自发性出血或凝血功能较差的患者以及体弱急重病患者，一般不宜针刺。

五、临床参考资料

（1）李滋平将 78 例血管性痴呆患者随机分为 2 组。治疗组 40 例，采用针刺舌针心穴、脾穴、肾穴结合药物都可喜治疗；对照组 38 例,采用单纯药物都可喜治疗,10 周后观察疗效。结果总有效率治疗组为 85.00%,对照组为 73.68%,差异有显著性意义(P<0.05)。(李滋平.舌针为主治疗血管性痴呆临床观察[J].针灸临床杂志,2008,24(7):29-30.)

(2) 郭翠萍采用舌针心穴、肝穴、脾穴、肾穴、聚泉、金津、玉液、中矩治疗中风失语 56 例。每次取 3～4 个穴,交替使用。每日 1 次,10 次为 1 个疗程,疗程间休息 2 天,再进行下一疗程。结果经治疗 2～5 个疗程后进行评定,治愈 34 例,占 60.7%;显效 11 例,占 19.6%;有效 8 例,占 14.3%;无效 3 例,占 5.4%。总有效率 94.6%。(郭翠萍.管氏舌针治疗中风失语 56 例[J].中国针灸,2008,28(2):127-128.)

第九节　腹针针法

腹针针法是针刺腹部的一些特定穴位,以治疗疾病的一种方法。

腹与经络脏腑有密切的联系。经络系统中有许多经络经过腹部,并与腹腔脏腑联系。足阳明经脉"循腹里";足阳明经别"入于腹里";足阳明经筋"上腹而布";足太阴经脉"入腹";足厥阴经脉"抵小腹";任脉"循腹里"。任脉之络"散于腹";督脉"起于少腹";手三阳经和手三阴经分别属络于大肠、小肠和三焦;足三阳经和足三阴经分别属络于胃、膀胱、胆、脾、肾和肝。腹针是通过经络与腹部的多种联系而产生治疗疾病的作用。

一、定位与主治(图 2-16)

1. 肩部:位于胸骨下端下 6 厘米,正中线旁开 1 厘米。主治肩部扭伤、肩痛。

2. 胸部:位于胸骨下端下 7～8 厘米处。主治胸痛、胸闷、肋间神经痛等。

3. 颈部及后头部：位于胸骨下端下 2～3 厘米处。主治落枕、头痛等。

4. 腰部：位于脐下 6 厘米处。主治急性腰扭伤、腰肌劳损等。

5. 下肢：位于脐下 7～8 厘米处。主治痿证、痹证、坐骨神经痛等。

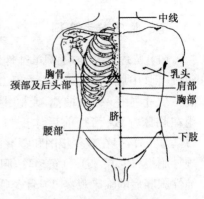

图 2-16　腹针穴位图

二、操作方法

（一）取穴原则

根据病变所在部位取相应的腹针穴位，如腰痛取腰部，胸痛取胸部等。也可和体穴配合应用。

（二）毫针刺法

常规消毒后，用 30～34 号粗细、1.5 寸长的毫针，直刺入腹部穴位 1 寸深左右，得气后留针 20 分钟。

三、适应病证

腹针针法适用于多种疾病的治疗，对各种痛证，如肩痛、腰痛、坐骨神经痛、头痛等有较好的疗效。

四、注意事项

（1）腹针针刺时必须注意腹腔内脏器，一般不作深刺，若针刺较深，手法要轻柔，不作大幅度提插捻转，针刺入腹腔后，应缓慢推进，避开重要脏器及大血管。

（2）对肝脾肿大、胃下垂及膀胱充盈者尽量避免针刺。急性腹膜炎、原因不明的急腹症、肝脾肿大引起的脐静脉曲张、腹腔内部的肿瘤并广泛转移以及妇女孕期均宜禁忌。

五、临床参考资料

(1) 黄玲玲等将 61 例单纯性肥胖症患者随机分成薄氏腹针组 29 例(中脘、下脘、气海、关元、双侧滑肉门、外陵、天枢、大横)和常规针刺组 32 例(曲池、天枢、阴陵泉、丰隆、太冲等)。结果两组在临床疗效、治疗前后体重与 BMI 变化方面无统计学差异($P>0.05$),但在减少腰围和腰臀比方面,薄氏腹针组明显优于常规针刺组($P<0.05$)。(黄玲玲,阳期望,王升旭.薄氏腹针治疗单纯性肥胖症的临床观察[J].针灸临床杂志,2011,27(5):14-17.)

(2) 孙方伟将 120 例坐骨神经痛的患者随机分为腹针治疗组(水分、关元、外陵、气旁、下风湿点、下风湿下点等)60 例和常规针刺组(环跳、秩边、委中、承山、大肠俞、关元俞、昆仑、足临泣)60 例。结果腹针疗法和常规针刺治疗都能明显减轻坐骨神经痛患者的疼痛,与治疗前比较差异有统计学意义($P<0.05$),且腹针治疗组对坐骨神经痛患者疼痛的镇痛效果更为显著($P<0.05$)。表明腹针治疗坐骨神经痛患者疼痛的镇痛效应显著优于常规治疗方法。(孙方伟.腹针治疗坐骨神经痛疗效观察[J].上海针灸杂志,2009,28(9):533-534.)

【附】薄氏腹针

薄氏腹针是薄智云先生经过 20 多年的研究创建的一种通过针刺腹部穴位调节先天、后天经络,以治疗疾病的疗法。其理论核心为神阙调控系统,即以神阙为核心的大腹部不仅存在着一个已知的与全身气血运行相关的系统,而且还存在着一个尚不被人知的全身高级调控系统。认为人体在腹部的全息影像酷似一个伏在前腹壁上的神龟。其颈部从两个商曲穴处伸出,其头部伏于中脘穴上下,尾部从两个气旁穴(气海旁开 5 分)处向下延伸终于关元穴附近,其前肢分别由滑肉门引出,在上风湿点屈曲,止于外风湿点(上风湿点位于滑肉门外 5 分上 5 分,上风湿外点位于滑肉门外 1 寸),其后肢由外陵穴向外伸展止于下风湿下点穴(外陵穴下 1 寸外 1 寸）。根据腹部的全息分布特点,头部疾患以中脘、阴都等周围的穴位治疗,颈部疾患以商曲、石关及附近的穴位治疗,上肢的疾患由滑肉门至上风湿点、上风湿外点之间的相应穴位进行治疗,下肢的疾患由外陵至下风湿点、下风湿下点之间的相应穴位进行治疗,腰椎的疾患由气旁、关元穴附近的穴位进行治疗。操作时将进针深度分为天、地、人三部。一般病程较短或其邪在表的病证,针刺天部;病程虽长,未及脏腑或其邪在膜里的病证,针刺人部;若病程较长,累及脏腑或其邪在里的病证,则针刺地部。行针采用只捻转不提插或轻捻转,慢提插的手法。病情需要时可施行灸法。

第十节　腕踝针针法

　　腕踝针针法是位于腕部或踝部的一定穴点上进行皮下浅刺,以治疗全身疾病的一种方法。此疗法是 20 世纪 60 年代,由中国人民解放军第二军医大学第一附属医院精神神经科在应用电刺激疗法治疗疾病的基础上,将中医经络学说理论和现代神经系统理论相结合,经过反复实践逐步创立发展起来的。

　　人体腕部和踝部分别为手三阴经、手三阳经和足三阴经、足三阳经循行所过。通过手足经脉与脏腑的属络,腕部和踝部与五脏六腑及全身各部亦有密切联系。此外,根据标本、根结理论,四肢远端是十二经脉的本部和根部,是脉气生发之处。腕踝针的十二个刺激点均位于腕踝部附近,相当于十二经脉的本部,所以腕踝针针法可用来治疗全身各部的多种疾病。

一、定位与主治

(一) 腕踝针带状区

　　在确定腕部、踝部刺激点之前,先将体表划分成六个纵行带状区(图 2-17)。

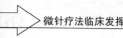

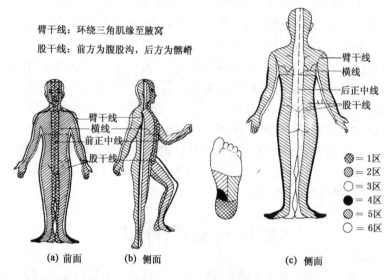

臂干线：环绕三角肌缘至腋窝

股干线：前方为腹股沟，后方为髂嵴

臂干线
横线
前正中线
股干线

臂干线
横线
后正中线
股干线

(a) 前面　　　(b) 侧面　　　　(c) 侧面

⊛ = 1区
▨ = 2区
○ = 3区
● = 4区
▨ = 5区
○ = 6区

图 2-17　人体划区示意图

1. 头、颈、躯干部分的分区：位于身体前面和后面的正中各划一条线，作为前正中线和后正中线，将身体分为左右两侧，每侧由前向后分为六个纵行带状区。

1区：位于前正中线两侧的区域，包括额、眼、鼻、咽喉、舌、气管、食管、心脏、腹部及会阴部。主治额部头痛、眼结膜炎、鼻塞、流涎、咽喉痛、气管炎、胃痛、痛经、遗尿、白带过多等。

2区：位于人体前面的两旁，即1区的两侧，包括颞部、颊部、后牙、颌下部、颈部、胸肋、侧腹部等。主治颞前头痛、后牙痛、乳房胀痛、胸痛、哮喘、肝区痛、胁肋痛等。

3区：位于人体前面外缘，即2区的外侧，范围狭窄，包括耳廓前缘的头面部、胸腹部沿腋窝前缘向下的垂直线。主治颞浅动脉病、沿腋窝前缘的胸痛或腹痛等。

4区：位于身体前后面交界处，包括头顶（百会）至耳垂直下及腋窝直下的区域。主治头顶痛、耳鸣、耳聋、颞下颌关节紊乱症、腋窝以下的胸腹痛等。

5 区:位于身体后面的两旁,与身体前面的 2 区相对,包括头和颈的后外侧、肩胛部、躯干两旁、下肢外侧等。主治颞后部头痛、落枕、肩胛部疼痛、腰椎横突综合征等。

6 区:位于人体后正中线两侧的区域,与前面的 1 区相对,包括后头部、枕项部、脊柱与椎旁、骶尾部、肛门等。主治后头痛、项强痛、急性腰扭伤、腰肌劳损等。

2. 四肢部分的分区:以臂干线和股干线作为四肢和躯干的分界线。

臂干线:环绕肩部三角肌附着缘至腋窝作一条环形连线,作为上肢与躯干的分界线。

股干线:沿腹股沟至髂嵴做一连线,作为下肢与躯干的分界线。

将上、下肢处于内侧面向前的旋外位,并向躯干靠拢,以靠拢处出现的缝为界,位于前面相当于前正中线,后面相当于后正中线,然后按躯干的分区类推,亦将四肢分别划分为六个区。

以胸骨下端与两侧肋弓的交接处为中心,划一条环绕身体的水平线为横线,代表横膈。以横线为界,将身体两侧的六个区分为上、下两半,横线以上各区分别称上 1 区、上 2 区、上 3 区、上 4 区、上 5 区、上 6 区,横线以下各区分别称下 1 区、下 2 区、下 3 区、下 4 区、下 5 区、下 6 区。为辨别病证的左右部位,可在各区前再冠以左、右字样,如左上 1 区、右下 6 区等。

(二) 腕踝针针刺点

腕踝针针法共有 12 个针刺点,即进针点,腕部和踝部各 6 个(图 2-18、图 2-19),分别与身体上、下 6 个分区相对应。

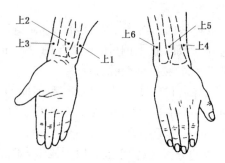

图 2-18　腕部进针点

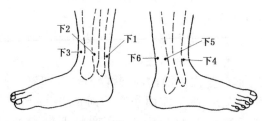

图 2-19　踝部进针点

1. 腕部针刺点:腕部针刺点共有 6 个,约位于腕横纹上二横指的水平线上,各针刺点分别为上 1、上 2、上 3、上 4、上 5、上 6,其中上 1、上 2、上 3 从掌面尺侧向桡侧依次排列,上 4、上 5、上 6 从背面桡侧向尺侧排列。

上 1:位于腕部掌侧面,尺骨尺侧缘与尺侧腕屈肌腱之间的凹陷中。可用拇指尖摸到尺侧尺骨缘后,向前轻推,点的位置在靠肌腱内侧的凹陷处。主治前额痛、目疾、鼻疾、三叉神经痛、面神经炎、前牙肿痛、咽喉肿痛、咳喘、恶心、呕吐、心悸、心痛、眩晕、盗汗、失眠、皮肤瘙痒症、郁证、癫痫等。

上 2:位于腕部掌侧面中央,掌长肌腱与桡侧腕屈肌腱之间。主治颞前部痛、后牙痛、颌下肿痛、胸痛、胸闷、哮喘、带状疱疹、指端麻木等,还可用于回乳。

上 3：位于腕部掌侧面的桡侧，靠近桡动脉的桡侧。主治颞浅动脉部位疼痛、高血压、胸痛等。

上 4：手掌向内，位于拇指侧的桡骨缘上。主治头顶痛、耳疾、颞下颌关节紊乱症、肩痛（三角肌前缘处）、胸痛（腋中线部位）、桡侧指和腕疼痛等。

上 5：位于腕部背侧面的中央，尺、桡骨之间。主治后颞部疼痛、肩痛（三角肌中点处）、上肢麻痛及瘫痪、肘痛、腕痛、指痛、指颤、冻疮等。

上 6：位于腕部背侧面尺侧，尺骨尺侧缘。主治后头痛、枕项痛、肩痛（三角肌后缘处）、脊柱颈胸段疼痛等。

2. 踝部针刺点：踝部针刺点共 6 个，约位于内、外踝最高点上三横指的水平线上，从跟腱内侧起向前转到跟腱外侧，依次为下 1、下 2、下 3、下 4、下 5、下 6。

下 1：位于跟腱内缘。主治胃脘痛、上腹部胀痛、胆道蛔虫症、脐周痛、痛经、带下、遗尿、阴痒、足跟痛等。

下 2：位于胫骨内侧后缘。主治胁肋痛、侧腹部疼痛、过敏性结肠炎等。

下 3：位于胫骨前缘向内 1 厘米处。主治膝关节内侧疼痛。

下 4：位于胫骨前缘与腓骨前缘的中点。主治股外侧麻痛、膝痛和下肢麻痛、瘫痪、痿痹及足趾痛等。

下 5：位于小腿外侧中央，腓骨后缘。主治髋关节疼痛、距小腿关节扭伤等。

下 6：位于跟腱外缘。主治急性腰扭伤、腰肌劳损、骶髂关节痛、坐骨神经痛、腓肠肌痉挛疼痛、脚前掌痛等。

二、操作方法

（一）取穴原则

1. 查区：先查明病变部位属身体哪一个区的病证。由于针刺点的编号和身体各区的编号是一致的，就可以按区在腕部或踝部选取相应的刺激点。

2. 选穴

（1）以中线为界,选取与病证同侧的针刺点。

（2）以人体横膈为界,上半身病证取腕部刺激点,下半身病证取踝部刺激点。

（3）前正中线上的病证,选两侧上 1 或下 1,后正中线上的病证,选两侧上 6 或下 6。

（4）几种病证同时存在时,要分清主次、轻重、缓急,选取主、重、急症所在区的针刺点。若有痛证,应先根据疼痛所在的区域选择进针点。

（5）对运动方面的病证,如瘫痪、震颤、舞蹈症等,上肢可选上 5,下肢可选下 4。

（6）全身性疾病或病证部位不能确定的,如失眠、盗汗、全身瘙痒等,可选取两侧上 1。

（二）毫针刺法

常规消毒后,用 30～32 号粗细、1.5 寸长的毫针,刺手拇指位于针柄下,与食、中二指夹持针柄,无名指、小指位于中指下配合持针。押手拇指按紧皮肤,针体与皮肤呈 30°角快速进针,针刺入皮肤后,将针体放平与皮肤呈 5°～15°角贴近皮肤表面,然后沿皮下横刺。针体应位于皮下浅表层,针下有松软感较为适宜。若患者有酸、胀、麻、痛等感觉,说明针体刺入筋膜下层,进针已过深,应将针退至皮下浅表层。刚进针时,针处稍有痛感,待针刺入后即应消失。为保证针身位于皮下,进针时当针尖刺透皮肤后,即可放开持针的手指,使针自然倒下并贴近皮肤表面。进针时,针刺方向以针向病所为原则,一般呈向心性刺入,但若病变部位位于手、足部,则呈离心性刺入。刺入深度约为 1.4 寸。进针要快,但推针宜慢,不作提插捻转手法。一般留针 20～30 分钟,若病情较重或病程较长者,可适当延长留针时间。隔日治疗 1 次,10 次为 1 个疗程。

三、适应病证

腕踝针针法适应范围较广。临床上以治疗痛证为主,如血管性头痛、牙痛、关节痛、痛经、手术后伤口痛等。对鼻塞、流涎、哮喘、皮肤瘙痒症、冻疮、带下、癔病等有较好的疗效,对高血压、中风偏瘫、遗尿、失眠等也有一定的效果。

四、注意事项

(1)腕踝针针法强调查明病证所在部位的所属区域,然后在腕、踝部选取相应针刺点,进行皮下平刺。

(2)腕、踝部浅表血管较多,如上 2 进针点处常有小血管,上 4 进针点处常遇较粗的血管,应本着离点不离线的原则,进针时可稍向上、下移位,以免刺破血管引起疼痛和出血。

五、临床参考资料

(1)苏江涛等开展腕踝针对急性腰痛的即时镇痛作用的随机对照研究,观察组 30 例采用腕踝针治疗,针刺双侧下 5、下 6 针刺点;对照组 30 例用不刺入的假针刺法。两组均治疗 1 次,留针 30 分钟。结果治疗后观察组简式 McGill 疼痛问卷、重复改良 Schober 试验和疼痛视觉模拟各项评分低于对照组($P<0.05$,$P<0.01$)。表明腕踝针能显著减轻急性腰痛患者的疼痛,起效迅速。(苏江涛,周庆辉,李锐. 腕踝针对急性腰痛的即时镇痛作用的随机对照研究[J]. 中国针灸,2010,30(8):617-622.)

(2)席明健等用腕踝针治疗中风后呃逆 40 例,选双侧上 1,针刺入皮后向躯干方向平刺,使整个针体卧于皮肤与皮下组织之间,局部无酸胀等针感及其他不适感,胶布固定针柄,留针 30 分钟,每日 1 次,3 次为 1 个疗程。对照组 40 例利他林 10 mg 臀部肌肉内注射,每日 1 次,3 次为 1 个疗程。结果治疗组总有效率 95.0%,对照组总有效率 75.5%,腕踝针治疗中风后呃逆疗效明显优于利他林注射(P<0.05)。(席明健,田源.腕踝针治疗中风后呃逆 40 例临床观察[J].辽宁中医杂志,2008,35(9):1352-1353.)

(3)贾晓莉用腕踝针治疗非感染性尿道综合征 30 例,取上1、下 1 和下 2,针尖朝向近心端,针体与皮肤呈 15°～30°刺入,针体贴近皮肤表面,针身沿皮下浅层刺入 25～30 毫米,每次留针 30分钟,每日针刺 1 次。与常规针刺组 30 例(针刺关元、气海、水道、肾俞、三阴交、内关、太冲)和西药组 30 例(口服安定和谷维素)对照。结果腕踝针组总有效率 90%,优于常规针刺组 56.7%和西药组 30%(P<0.05,P<0.01)。(贾晓莉.腕踝针治疗非感染性尿道综合征疗效观察[J].河北中医,2009,31(2):261-262.)

第十一节　第 2 掌骨侧针法

第 2 掌骨侧针法是针刺第 2 掌骨侧的穴位,以治疗全身疾病的一种方法。

1973 年山东大学张颖清教授发明了生物全息诊疗法。根据生物全息理论,人体任一节肢都是整体的缩影,都有与整体各部相应的穴位,从而构成每一节肢所特有的穴位系统——全息穴位群。如果人体某一部位或器官发生病变时,在全息穴位群中的相应穴位处可出现压痛等异常变化,而对异常变化的穴位进行针刺或按压,又可治疗相应部位或器官的疾病,第 2 掌骨侧针法是这种疗法的一个典型代表。

第 2 掌骨侧与中医脏腑经络也有密切关系,第 2 掌骨侧为手阳明大肠经所过之处,其相表里经手太阴肺经及同名经足阳明胃经均与之相联系。胃为水谷之海,后天之本,脾胃为气血生化之源,手太阴肺经为十二经脉之起始,而全身脏腑气血变化均可反映于肺经寸口脉,故第 2 掌骨侧亦为十二经脉气血流注之所,刺之可治疗全身多种疾病。

一、定位与主治

第2掌骨侧针法的穴位是以相对应的整体上的部位和器官的名称来命名的,其分布与整体各部位及器官的排列关系相一致(图2-20)。

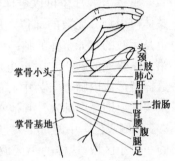

1. 头:位于第2掌骨远心端。主治头、目、耳、鼻、口、牙部疾患。

2. 足:位于第2掌骨近心端。主治足、踝部疾患。

3. 胃:位于头穴与足穴连线的中点。主治胃、脾、胰疾患。

图2-20 第2掌骨侧针法穴位图

4. 肺心:位于胃穴与头穴连线的中点。主治肺、心、胸、乳腺、气管下段、支气管、食管下段及背部疾患。

5. 颈:位于肺心穴与头穴连线的远侧1/3与近侧2/3的交界处。主治颈、甲状腺、咽、气管上段、食管上段部疾患。

6. 上肢:位于肺心穴与头穴连线的近侧1/3与远侧2/3的交界处。主治肩、上臂、肘、前臂、腕、手、气管中段、食管中段部疾患。

7. 肝:位于肺心穴与胃穴连线的中点。主治肝胆疾患。

8. 腰:位于胃穴与足穴连线的中点。主治腰、脐周、大肠、小肠疾患。

9. 十二指肠:位于胃穴与腰穴连线的远侧1/3与近侧2/3交界处。主治十二指肠、结肠右曲部疾患。

10. 肾:位于胃穴与腰穴连线的近侧1/3与远侧2/3交界处。主治肾、大肠、小肠疾患。

11. 下腹:位于腰穴与足穴连线的远侧1/3与近侧2/3交界处。主治下腹、膀胱、子宫、卵巢、睾丸、阴道、尿道、直肠、阑尾、肛门、骶、腿、膝部疾患。

12. **腿**：位于腰穴与足穴连线的近侧 1/3 与远侧 2/3 交界处。主治腿、膝部疾患。

整体上的部位可以更详细地划分，并且在严格的意义上讲，整体可以划分无数的部位。从而在第 2 掌骨侧相应的穴位划分也是无数的。如整体的肺还可以分为上、中、下部，从而在相应的第 2 掌骨侧的肺心穴附近也可划分出上肺穴、中肺穴和下肺穴，这样就形成以肺心穴为中心的一个小区域，可称为肺心区，肺心穴实际上即是中肺穴。其他穴位如头、肝、胃、腰等也是如此。第 2 掌骨侧穴位图中的每个穴点，实际上都代表着以此穴点为中心的一个小区域，这样的小区域可以称之为穴区。因此，第 2 掌骨侧穴位群是从无数个穴区中简化出来的主要代表点，若将人体各部位及器官按三维构思图表现于第 2 掌骨各自对应的区域中，即构成一个第 2 掌骨立体小人体了，这个小人体即整体的缩影，包含整体各个部位生理、病理的全部信息。所以，这个穴位群被命名为第 2 掌骨侧全息穴位群。正因为第 2 掌骨侧穴位所对应的不仅是穴名所代表的整体上的部位或器官，还包含着整体上与穴名所代表的部位或器官所处的同一横截面及邻近的其他部位或器官，故其主治范围也是如此。

二、操作方法

（一）取穴原则

1. 穴位诊察

第 2 掌骨穴位诊察法主要采用按压法。以测患者右手第 2 掌骨侧为例，医者与患者相对而坐或相对而立，用右手托住患者右手，患者右手如轻握鸡卵状，肌肉自然放松，虎口向上，食指尖与拇指尖相距 3 厘米。医者用左手拇指尖在患者右手第 2 掌骨的桡侧缘沿第 2 掌骨侧长轴的方向轻轻来回按压，觉察到有一浅凹长槽，第 2 掌骨侧穴位主要分布于此浅槽中。医者左手拇指尖沿第 2 掌骨侧长轴垂直于浅槽作顺时针揉压动作。按第 2 掌骨侧穴位图,从头穴到足穴,用拇指尖以均匀适当的压力顺序按压一次,如果一次测试结果不明显可再重复按压 1～2 次。按压过程中,需注意患者的表情,并询问患者的感觉。如果在按压某穴时,患者有明显的酸、胀、麻、重、痛的感觉,应稍用力再作揉压或按压,这时患者会出现躲闪、抽手等躲避反应,面部出现皱眉、咧嘴等表情,出现这种情况时所按压的穴位称为压痛反应点。这些压痛反应点表示人体相应的部位或器官发生病变。如胃穴压痛表明胃或脾、胰等有病;腰穴压痛表明腰、脐周、大肠或小肠有病等。也可能表示相应脏腑有关的组织器官有病。如肝穴压痛,除说明肝胆有病外,有时可能是眼部有病,或筋有病,因为肝开窍于目,肝主筋;如肺穴压痛,除说明肺可能有病外,有时可能是皮肤、鼻有病。因为肺主皮毛,肺开窍于鼻。此外,压痛反应点往往表示病在同侧或同侧病重。如右手压痛表明病变在右侧或右侧病重,反之亦然。

全身性疾病定位明确者,第 2 掌骨侧穴位诊断的准确率亦较高,而在全身性疾病定位不明确时,穴位压痛亦往往不明显,其诊断准确率亦低。

2. 穴位选用

(1) 部位对应选穴法:取与疾病部位同名的穴位或其邻近和附近最敏感的压痛点。如头、眼、耳、鼻、口、牙、脑等部位的疾病,可取头穴或头区最敏感的压痛点等。在具体选穴时,可按"上取上,下取下;腹取腹,背取背;远取远,近取近"的原则进行。

"上取上,下取下"是指在人体整体的某一区域中,当疾病的部位偏于该区域的上部或下部时,所选穴位或最敏感的压痛点亦在第 2 掌骨侧同名穴区的偏上或偏下部位。例如,肩在整体的上肢区的上部,所以第二掌骨侧对应于肩最敏感的点也在上肢区的上部。

"腹取腹,背取背"是指疾病部位在人体的腹侧,如各脏腑有病变时,所选穴位或最敏感的压痛点亦在第 2 掌骨侧同名穴位的腹侧,即掌面一侧;若疾病部位在人体的背侧,如背部疾患,则所选穴位或最敏感的压痛点亦在第 2 掌骨侧同名穴位的背侧。

"远取远,近取近"是指如果疾病部位在整体上处于脊柱的腹侧并远离脊柱时,如脐部病变,则所选穴位或最敏感压痛点在第 2 掌骨的腹侧并远离第 2 掌骨侧处;而当疾病部位在整体上处于脊柱腹侧并靠近脊柱时,如肾脏病变,则所选穴位或最敏感压痛点在第 2 掌骨的腹侧靠近第 2 掌骨侧处。

选穴时还需注意,有些疾病部位在整体上是跨区域的,如食管病变,则在第 2 掌骨侧穴区中亦是跨区域的。在这种情况下,寻找穴位压痛点亦应在第 2 掌骨侧穴群中跨区域寻找。

(2)同侧对应选穴法:在部位对应选穴的基础上,取与疾病部位同侧的第 2 掌骨侧的相应穴位。如病变部位在左侧,则取左手第 2 掌骨侧相应穴位。

(3)按脏腑学说对应选穴法:人体脏腑各有其所主的组织器官,治疗时,当某一器官或组织发生病变时,除取第 2 掌骨侧相对应的同名穴位外,还可取有关脏腑相应的穴位,如耳部疾病,除可取头穴中耳的相应穴点外,尚可取肾穴,这是因为肾开窍于耳的缘故。

(二)毫针刺法

常规消毒后,用 26～32 号粗细、1 寸长的毫针,在所选穴位上沿第 2 掌骨桡侧缘向掌心方向刺入 0.5～0.8 寸。针刺后如无强针感,则将针尖稍微变换一下方向,以探寻针感最强点。获理想针感后,留针 30～45 分钟,其间每隔 5～10 分钟行提插、捻转手法 1 次,以保持针感。一般针刺 5～10 分钟后,患者病变部位常可出现发热、汗出、舒适等感觉,其中以温热感觉最常见。如肝区痛,针刺肝穴后,患者肝区可有热感,出现这种感觉,疗效常较显著。一般每日或隔日治疗 1 次,7 天为 1 个疗程,疗程间休息 2～3 天。

三、适应病证

第 2 掌骨侧针法适用于治疗面肌痉挛、面神经麻痹、神经性头痛、三叉神经痛、感冒、失眠、落枕、颈椎病、肩周炎、扁桃体炎、咽炎、牙痛、慢性口腔炎、鼻炎、颈淋巴结肿痛、气管炎、呃逆、荨麻疹、心绞痛、心律失常、胸痛、肋间神经痛、乳腺炎、胆囊炎、胆结石、胃痉挛、肠麻痹、胃和十二指肠溃疡、急慢性胃炎、泄泻、痢疾、急性腰扭伤、软组织损伤、腰腿痛、急性腹痛、坐骨神经痛、肾下垂、多发性神经炎、自主神经功能紊乱、偏瘫、风湿性关节炎、类风湿关节炎、腰肌劳损、遗尿症、遗精、痛经、闭经、月经不调、阴囊瘙痒症、癌症疼痛等,尤其对各种功能性疾病及痛证常有较好的疗效。

四、注意事项

(1) 第 2 掌骨侧针法由于针感较强,需预防晕针的发生。

(2) 采用第 2 掌骨侧针法时,要遵循"针少、穴准、针感强"的原则。

五、临床参考资料

(1) 周杰高等用第 2 掌骨诊疗法治疗实证牙痛 30 例,选取头穴,胃火亢盛配胃穴,找准穴位最敏感点,针与皮肤呈 30 度夹角斜刺入头穴,直刺胃穴,获得强针感后,留针 15～20 分钟,结果有效率 100%。(周杰高,建华,张雷.第 2 掌骨诊疗法治疗实证牙痛 30 例[J].中国针灸,2003,23(1):33.)

(2) 纪艳华针刺第 2 掌骨侧腰穴治疗急性肠梗阻 36 例,医者在腰穴附近按压并揉动确定压痛点,垂直进针,将针尖分别向上、下等不同方向探寻,使患者产生较强的酸麻胀重的针感。每日针刺 1～2 次,留针 30 分钟,治疗 3 天,结果总有效率 91.7%。(纪艳华.针刺第 2 掌骨侧腰穴治疗急性肠梗阻 36 例[J].中国针灸,

2005,25(11):789.)

第十二节　第5掌骨侧针法

第5掌骨侧针法是针刺第5掌骨侧的穴位,以治疗全身疾病的方法。

根据生物全息律理论,人体的任一节肢都存在着与第2掌骨侧相同的穴位分布规律。经对第5掌骨侧所作的压痛诊断和针刺治疗后发现,第5掌骨侧也存在着一个全息穴位群,针刺该穴位系统来治疗疾病的方法,即是第5掌骨侧针法。

一、定位与主治

第5掌骨侧的穴位分布和第2掌骨侧的穴位分布类同(图2-21)。

1. 头面:位于第5掌骨的远侧端。

2. 足:位于第5掌骨的近侧端。

3. 肾、腰脊:位于头面穴与足穴连线的中点。

4. 心、肺、胸:头面穴与肾、腰脊穴连线的中点。

5. 上肢:位于头面穴与心、肺、胸穴连线的中点。

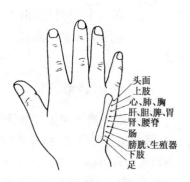

图2-21　第5掌骨侧针法穴位图

6. 肝、胆、脾、胃:位于心、肺、胸穴与肾、腰脊穴连线的中点。

7. 膀胱、生殖器:位于肾、腰脊穴与足穴连线的中点。

8. 肠:位于肾、腰脊穴与膀胱、生殖器穴连线的中点。

各穴主治相应同名部位或器官及其邻近部位或器官的病证,参见第2掌骨侧穴位主治。

二、操作方法

参见"第 2 掌骨侧针法"。

三、适应病证

参见"第 2 掌骨侧针法"。

四、注意事项

参见"第 2 掌骨侧针法"。

第十三节 前臂外侧针法

根据穴位全息律理论,人体的任一节肢都存在着与第 2 掌骨侧相同的穴位分布规律。前臂外侧也存在着一个全息穴位群,针刺该穴位系统来治疗疾病的方法,即是前臂外侧针法。

一、定位与主治

前臂外侧穴位的分布规律与第 2 掌骨侧的穴位分布类同,整个前臂节肢恰如整体的缩影,各穴的位置和缩小的人体上的相应部位或脏器相对应(图 2-22)。

1. **后头**:位于腕关节桡骨外侧凹陷处(相当于阳溪穴)。

2. **臀**:位于肘横纹外端与肱骨外上髁连线的中点(相当于曲池穴)。

3. **脾**:位于后头穴与臀穴连线的中点。

4. **肺**:位于后头穴与脾穴连线的中点。

5. **肝**:位于肺穴与脾穴连线的中点。

6. **心**:位于肺穴与肝穴之间。

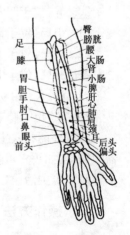

图 2-22 前臂外侧针法穴位图

7. 肾:位于脾穴与臀穴连线的远侧 1/3 与近侧 2/3 的交界处（相当于下廉穴）。

8. 腰:位于肾穴与臀穴连线的近侧 1/3 与远侧 2/3 的交界处（相当于手三里穴）。

9. 前头:位于尺骨头与三角骨之间的凹陷处（相当阳谷穴）。

10. 口:位于前头穴直上 1.5 寸处。

11. 鼻:位于口穴直下 3 分处。

12. 眼:位于口穴直下 6 分处。

13. 颈:位于后头穴与肺穴之间。

14. 耳:位于口穴与颈穴之间。

15. 偏头:位于耳穴直下,平眼穴。

16. 肘:位于口穴直上,平肺穴。

17. 手:位于肘穴直上,平肝穴。

18. 肩:位于耳穴直上,正当肺穴与颈穴连线的中点（相当于外关穴）。

19. 胆:位于手穴与肝穴之间。

20. 胃:位于胆穴直上,平脾穴。

21. 小肠:位于胃穴直上,平脾穴与肾穴连线的中点。

22. 大肠:位于小肠穴直上,平肾穴与腰穴连线的中点。

23. 膀胱:位于大肠穴直上,平腰穴与臀穴连线的中点。

24. 膝:位于手穴直上,平腰穴。

25. 足:位于膝穴直上,平臀穴。

前臂外侧各穴主治相应同名部位或脏器及其邻近部位或脏器的病证,如头穴可主治头、目、耳、鼻、口部病证等,具体参见第 2 掌骨侧穴位主治。

二、操作方法

（一）取穴原则

根据疾病的性质和所处部位,在前臂外侧穴位群中选用相应的穴位进行针刺治疗。

（二）毫针刺法

常规消毒后，用 1～1.5 寸长的毫针快速进针，并可配合提插、捻转等手法，得气后留针 30 分钟，其间每 10 分钟行针 1 次。针刺治疗每日或隔日 1 次，10 次为 1 个疗程。

三、适应病证

参见"第 2 掌骨侧针法"。

四、注意事项

参见"第 2 掌骨侧针法"。

五、临床参考资料

王艳英等根据生物全息律理论针刺手三里穴（位于前臂腕肘之间尺骨全息单元的腰穴），治疗急性腰扭伤，采用"缪刺法"，即左侧病选右侧穴、右侧病选左侧穴，直刺进针 1.5 寸左右，用中强度刺激法，边运针边嘱患者活动腰部，活动量由小到大，直至痛止、活动自如，如 1 次治疗不愈第 2 天重复治疗。结果 60 例患者全部痊愈，经 1 次治疗痊愈 45 例占 75％，经 2 次治疗痊愈 15 例占 25％。（王艳英，李向新.针刺手三里穴治疗急性腰扭伤[J].现代中西医结合杂志，2004，13（5）：660.）

第十四节　手针针法

手针针法是针刺手部的一些特定穴位，以治疗疾病的一种方法。在古典医籍中，很早就有通过观察手的形态、色泽、纹理等变化来分析综合诊断疾病，以及针刺手部的穴位治疗全身或某一局部疾病的记载。如《黄帝内经》一书中就论述了丰富的手诊内容和分布于手部的腧穴。手针作为一种专门疗法是在 20 世纪 70 年代，我国针灸医师在针刺手部经穴可以治疗身体其他部位疾病的启发下,以经络理论为指导,通过临床实践逐渐发展形成的一种新疗法。

手与全身阴阳、气血有密切联系。《灵枢·动输》中说:"夫四末阴阳之会者,此气之大络也。"《灵枢·卫气失常》又说:"皮之部,输于四末。"表明手足是阴阳经脉气血会合联络的部位。按标本、根结理论,手是经脉的本部和根部,是脉气生发、布散之处。手三阴经从胸走手,手三阳经从手走头,手之阴阳表里经均在手指衔接。手三阴经、手三阳经在属络于相应脏腑的同时,又通过表里经、同名经与足三阴经、足三阳经沟通,并经八脉交会穴与奇经八脉脉气相通。此外,手部经脉还通过其经别、络脉,进一步加强了经络之间及经络与脏腑之间的联系。因此,脏腑的病变可通过经络反映到手部的某些相应部位,而针刺这些部位,又可治疗相应脏腑及其有关的全身性病证。

一、定位与主治(图2-23)

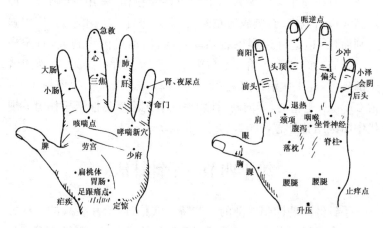

图2-23 手针穴位

(一)手背侧手针穴位

1. 踝:位于第1掌指关节桡侧赤白肉际处。主治距小腿关节痛。

2. 胸:位于拇指指骨间关节桡侧赤白肉际处。主治胸痛、吐泻、癫痫。

3. 眼:位于拇指指骨间关节尺侧赤白肉际处。主治目赤、流泪、麦粒肿等眼疾。

4. 肩:位于第2掌指关节桡侧赤白肉际处。主治肩部急性扭伤、肩周炎等。

5. 前头:位于食指近侧端指骨间关节桡侧赤白肉际处。主治前头痛、胃肠疾患、阑尾炎等。

6. 头顶:位于中指近侧端指骨间关节桡侧赤白肉际处。主治神经性头痛、头顶痛。

7. 偏头:位于无名指近侧端指骨间关节尺侧赤白肉际处。主治偏头痛、肋间神经痛。

8. 会阴:位于小指近侧端指骨间关节桡侧赤白肉际处。主治会阴部疼痛、痛经、白带。

9. 后头:位于小指近侧端指骨间关节尺侧赤白肉际处。主治后头痛、扁桃体炎。

10. 脊柱:位于第5掌指关节尺侧赤白肉际处。主治急性腰扭伤、腰椎间盘突出症、尾骨疼痛等。

11. 坐骨神经:位于手背第4、第5掌指关节间,靠近第4掌指关节处。主治坐骨神经痛、髋关节及臀部疼痛。

12. 咽喉(牙穴):位于手背第3、第4掌指关节间,靠近第3掌指关节处。主治急性扁桃体炎、咽喉炎、牙痛、三叉神经痛。

13. 颈项:位于手背第2、第3掌指关节间,靠近第2掌指关节处。主治落枕、颈部扭伤。

14. 腰腿:位于手背腕横纹前1.5寸,第2指伸肌腱桡侧及第4指伸肌腱尺侧处各一穴。主治腰痛、腰腿痛、腰扭伤。

15. 升压:位于手背腕横纹中点。主治各种原因引起的血压下降。

16. **呃逆**:位于中指远侧端指骨间关节背侧横纹中点。主治呃逆。

17. **退热**:位于中指桡侧指蹼处。主治发热、腹泻。

18. **腹泻**:位于手背第 3、第 4 掌指关节间上 1 寸。主治腹泻。

19. **止痒点**:位于腕横纹尺侧缘前 1 寸,赤白肉际处。主治皮肤瘙痒。

(二) 手掌侧手针穴位

1. **胃肠**:位于劳宫穴与大陵穴连线中点。主治慢性胃炎、溃疡病、消化不良、胆道蛔虫症。

2. **咳喘点**:位于手掌食指掌指关节尺侧处。主治支气管炎、哮喘、神经性头痛。

3. **夜尿点**:位于小指远侧端指间关节掌侧横纹中点。主治夜尿、尿频。

4. **足跟痛点**:位于胃肠穴与大陵穴连线的中点。主治足跟痛。

5. **疟疾**:位于第 1 掌骨与腕关节结合处,大鱼际桡侧缘。主治疟疾、发热。

6. **扁桃体**:位于掌面第 1 掌骨尺侧中点。主治扁桃体炎、喉炎。

7. **急救**:位于中指尖距指甲缘 2 分许。主治昏迷、中暑。

8. **定惊**:位于手掌大、小鱼际交接处。主治高热惊厥。

9. **脾**:位于手掌拇指指骨间关节横纹中点。主治脾胃不和、腹泻、腹痛。

10. **小肠**:位于食指近侧端指骨间关节掌侧横纹中点。主治小肠病证。

11. **大肠**:位于食指远侧端指骨间关节掌侧横纹中点。主治腹泻、便秘。

12. **三焦**:位于中指近侧端指骨间关节掌侧横纹中点。主治胸腔、盆腔疾患。

13. 心：位于中指远侧端指骨间关节掌侧横纹中点。主治心悸、心痛。

14. 肝：位于无名指近侧端指骨间关节掌侧横纹中点。主治胁肋疼痛、胃脘胀满。

15. 肺：位于无名指远侧端指骨间关节掌侧横纹中点。主治咳嗽、气喘、胸闷。

16. 命门：位于小指近侧端指骨间关节掌侧横纹中点。主治腰痛、遗精、阳痿。

17. 肾：同夜尿点。

18. 哮喘新穴：位于手掌第4、第5掌指关节间。主治哮喘。

二、操作方法

（一）取穴原则

1. 按部取穴：根据病变部位选取相应的手穴，如肺病取肺穴，胃痛取胃穴，眼病取眼穴等。

2. 辨证取穴：在脏腑经络辨证的基础上选穴，如心神不宁之失眠取心穴，肾气不固所致遗精取肾穴等。

3. 对症取穴：针对某些疾病选取有效穴位，如哮喘选哮喘新穴，瘙痒取止痒穴等。

以上三种选穴方法可单独应用，也可配合应用。如腰痛，可按部取脊柱穴，辨证取肾穴等。一般左侧有病，取右侧穴位，右侧有病取左侧穴位，两侧病或内脏病取双侧穴。

（二）毫针刺法

患者手取自然弯曲位，常规消毒后，用28～30号粗细、0.5～1寸长的毫针，紧靠骨膜外面刺入0.3～0.5寸，一般不刺入骨膜。除腰腿穴外，均采用直刺法，行捻转、提插强刺激手法，留针3～5分钟。治疗颈项、腰部及四肢关节软组织损伤时，行针时应让患者尽量活动关节，或配合按摩手法。治疗痛证时，痛止后还需行

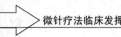

针 1～3 min,必要时可适当延长留针时间或采用皮下埋针法、电针法。

三、适应病证

手针针法适应证较广,适用于治疗临床各科疾病,尤其对各种原因引起的疼痛具有较好的镇痛作用,对催乳、眼肌痉挛也有较好疗效。

四、注意事项

(1)手针针法针感较强,治疗前需向患者说明解释,以便配合及防止晕针发生。

(2)手掌部血管丰富,针刺时要注意避让。

(3)沿骨膜斜刺时,注意不要损伤骨膜。

五、临床参考资料

(1)徐火金采用手针呃逆穴治疗呃逆 67 例,取穴后快速进针0.1 寸左右,捻转强刺激约 1～2 分钟,并嘱患者做吞咽动作,如呃逆未止再针对侧穴位,强刺激 1～2 分钟,后留针 5～10 分钟。67例患者全部治愈,其中 49 例选用一侧呃逆穴即停,18 例经双侧针刺,强刺激留针后停止。(徐火金.手针疗法治疗呃逆 67 例[J].特色疗法中国民间疗法,2010,18(3):13.)

(2)杨学清取用手针腰腿穴治疗腰痛 108 例,毫针刺入后,行提插捻转,同时令患者用力活动腰部,随酸、麻、胀之针感出现,留针 10～20 分钟。每日 1 次,3～5 次为 1 个疗程,休息 3～5 天再针。3 个疗程不见效者,配合短波治疗。结果总有效率 88.0%,以扭伤疗效最好,其次是风湿、增生性脊柱炎和腰肌劳损。(杨学清.手针腰腿痛点治疗腰痛 108 例[J].现代中西医结合杂志,2008,17(36):5604-5605.)

第十五节　足针针法

足针针法是针刺足部的一些特定穴位,以防治疾病的一种方法。

足针针法在我国有着悠久的历史,《内经》中曾记载了不少分布于足部的可治疗全身多种疾病的穴位。《素问·厥论》篇曰"阳气起于足五指之表……阴气起于五指之里。"足是全身阴阳经络通达之处。足之三阳从头走足,足之三阴从足走腹(胸),足之表里经均在足趾衔接。手三阴经、手三阳经通过表里经、同名经与足联系。奇经八脉中的阴阳跷脉、维脉和冲脉皆通达足部,任、督、带脉通过与足部经络的交会也与足部联系。从标本根结理论看,足和手一样,是经脉的本和根,是脉气所发之处。在长期的临床实践中,人们观察到足与整体的关系类同一个胎儿平卧在足底面,头部位于足跟,臀部朝着足趾,五脏六腑分布在足底面中部(图2-24)。根据足部的这一全息

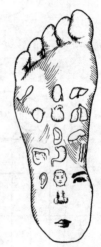

图 2-24　脏腑器官在足底面投影示意图

现象,刺激足部某些特定的穴区,可调节相应脏器的功能,治疗各种全身性疾病。

一、定位与主治

(一) 足针穴位定位线

足针穴位除按足部解剖标志定取外,需设定以下数条线及其相应的骨度分寸。

(1) 足跟后缘中点与第2、第3趾间连线折为 10 寸,此线为

正中线。

（2）足底各趾间与足跟后缘的连线，各线均与正中线平行，其间隔各为 1 寸。

（3）内、外踝顶点与足底内外缘垂直线各折为 3 寸。

（二）足针穴位（图 2-25、图 2-26）

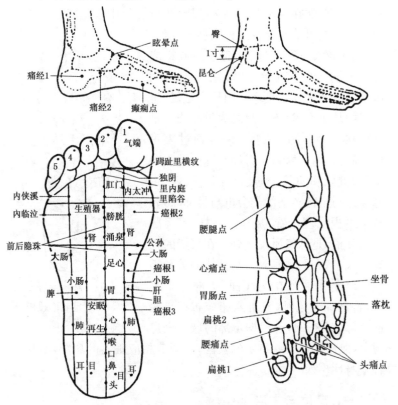

图 2-25　足部基础穴位

1. 足部基础穴位

（1）足底部

头：位于足跟下赤白肉际中点处前 1 寸。主治头痛、牙痛。

鼻：位于头穴前 1 寸，与头穴对直。主治急慢性鼻炎。

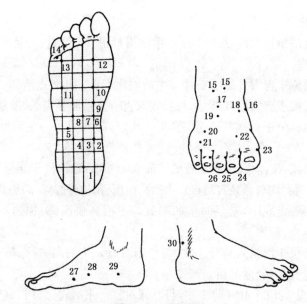

图2-26 足部新穴

目:位于鼻穴外0.6寸。主治急慢性眼病。

耳:位于鼻穴外1.2寸。主治耳鸣、耳聋。

口:位于鼻穴前1寸,与鼻穴对直。主治牙痛、咽炎、扁桃体炎。

喉:位于口穴前0.6寸,与口穴对直。主治发热、咽痛、扁桃体炎、上呼吸道感染。

再生:位于喉穴前0.6寸,与喉穴对直。主治颅内肿瘤、脊髓肿瘤、痛证。

心:位于再生穴前0.5寸,与再生穴对直。主治高血压、心力衰竭、喉炎、舌炎、失眠、多梦。

肺:位于心穴旁开1寸,后0.1寸。主治咳嗽、气喘、胸痛。

安眠:位于心穴前0.6寸,与心穴对直。主治神经衰弱、精神分裂症。

胃:位于安眠穴前0.8寸,与安眠穴对直。主治胃痛、呕吐、消化不良。

肝:位于胃穴内侧 1.2 寸。主治慢性肝炎、胆囊炎、目疾、肋间神经痛。

脾:位于胃穴外侧 1.2 寸。主治消化不良、尿闭、血液病。

胆:位于肝穴后 0.3 寸,与肝穴对直。主治胆囊炎、胁肋痛。

小肠:位于胃穴外 1 寸,前 0.3 寸,与肺穴对直。主治肠鸣、腹痛。

前后隐珠:前隐珠位于涌泉穴前 0.4 寸,后隐珠位于涌泉穴后 0.6 寸,两者均与涌泉穴对直。主治高血压、精神分裂症、高热昏迷。

涌泉:足底中,卷足时呈凹陷处。主治高血压、头顶痛、小儿抽搐、休克、癫痫。

肾:位于涌泉穴旁开 1 寸,与小肠对直。主治高血压、精神分裂症、急性腰痛、尿潴留。

癌根 1:位于肝穴前 1 寸,与肝穴对直。主治胃、贲门、食管下段肿瘤。

大肠:左大肠穴位于后隐珠内侧 1.2 寸、后 0.2 寸;右大肠穴位于后隐珠外侧 2 寸、后 0.2 寸。主治腹痛、腹泻、肠功能紊乱。

公孙:位于第 1 跖骨头前缘,赤白肉际处。主治胃痛、呕吐、腹胀。

膀胱:位于涌泉穴前 1 寸。主治尿潴留、遗尿、尿失禁。

生殖器:位于膀胱穴前 0.3 寸。主治月经不调、白带、尿潴留。

癌根 2:位于膀胱穴内侧 1.2 寸、前 0.1 寸。主治脐部以下内脏肿瘤及淋巴转移癌。

内临泣:位于临泣穴的足底面对应点。主治偏头痛、胁肋痛、目疾、耳鸣、耳聋、发热。

内侠溪:位于侠溪穴足底面对应点。主治同内临泣。

里陷谷:位于陷谷穴的足底面对应点。主治急性胃痛、消化不良、精神分裂症。

肛门：位于里陷谷前 0.6 寸。主治腹泻、便秘。

内太冲：位于太冲穴的足底面对应点。主治睾丸炎、疝痛、功能性子宫出血、月经不调、痛经、肝炎、高血压。

里内庭：位于内庭穴的足底面对应点。主治小儿抽搐。

独阴：位于足第 2 趾下横纹中点处。主治疝气、月经不调、滞产。

踇趾里横纹：位于大脚趾趾骨间关节横纹中点处。主治睾丸炎、疝痛等。

癌根 3：位于里侧肺穴前 0.6 寸。主治食管上、中段和肺、颈、鼻、咽部等处肿瘤。

气喘：位于足趾尖端。主治脚气、足趾麻木、闭塞性脉管炎。

足心：位于足心。主治神经衰弱、精神分裂症、高血压。

（2）足背部

头痛点：位于足背第 2、第 3、第 4 趾近侧端趾骨间关节内侧赤白肉际处。主治头痛。

扁桃 1：位于第 1 跖趾关节上，趾长伸肌腱内侧。主治扁桃体炎、流行性腮腺炎、湿疹、荨麻疹。

扁桃 2：位于太冲穴与行间穴连线中点。主治急性扁桃体炎、流行性腮腺炎。

腰痛点：位于第 1 跖骨头外侧前方凹陷中。主治急性腰扭伤、腰痛。

坐骨：位于足临泣与地五会连线的中点。主治坐骨神经痛。

落枕：位于足背第 3、第 4 趾缝端后 2 寸处。主治落枕。

胃肠点：位于足背第 2、第 3 趾缝端后 3 寸处。主治急慢性胃肠炎、胃和十二指肠溃疡。

心痛点：位于解溪穴下 2.5 寸。主治心痛、心悸、哮喘、感冒。

腰腿点：位于解溪穴下 0.5 寸，两旁凹陷中，左右两点。主治腰腿痛、下肢拘挛疼痛。

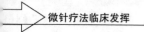

（3）足内外侧部

眩晕点:位于足内侧足舟骨突起上方凹陷中。主治眩晕、头痛、高血压、腮腺炎、急性扁桃体炎。

痛经1:位于内踝高点直下2寸。主治功能性子宫出血、月经不调、痛经。

痛经2:位于足内侧足舟骨粗隆下方凹陷中。主治痛经、功能性子宫出血、子宫附件炎。

癫痫点:位于太白穴和公孙穴连线的中点。主治癫痫、癔病、神经衰弱。

臀:位于昆仑穴直上1寸。主治坐骨神经痛、头痛、腹痛。

2.足部新穴

1号穴:位于足底后缘中点直上1寸。主治感冒、头痛、上颌窦炎、鼻炎。

2号穴:位于足底后缘中点直上3寸,内旁1寸。主治三叉神经痛。

3号穴:位于足底后缘中点直上3寸(外踝与内踝经足底连线的中点)。主治神经衰弱、癔病、失眠、昏迷、低血压。

4号穴:位于足底后缘中点直上3寸,外旁1寸。主治肋间神经痛、胸闷、胸痛。

5号穴:位于足底后缘中点直上4寸,外旁1.5寸。主治坐骨神经痛、阑尾炎、胸痛。

6号穴:位于足底后缘中点直上5寸,内旁1寸。主治痢疾、腹泻、十二指肠溃疡。

7号穴:位于足底后缘中点直上5寸。主治哮喘、大脑发育不全。

8号穴:位于7号穴外旁1寸。主治神经衰弱、癫痫、神经症。

9号穴:位于第1趾与第2趾间后4寸。主治痢疾、腹泻、子宫炎。

10号穴:位于涌泉穴内旁1寸。主治慢性胃肠炎、胃痉挛。

11号穴:位于涌泉穴外旁2寸。主治肩痛、荨麻疹。

12号穴:位于足底第1趾与第2趾间后1寸。主治牙痛。

13号穴:位于足底小趾横纹中点后1寸。主治牙痛。

14号穴:位于足底小趾横纹中点。主治遗尿、尿频。

15号穴:位于距小腿关节横纹中点下0.5寸两旁凹陷中。主治腰腿痛、腓肠肌痉挛。

16号穴:位于足内侧足舟骨突起上凹陷中。主治高血压、腮腺炎、急性扁桃体炎。

17号穴:位于距小腿关节横纹中点下2.5寸。主治心绞痛、哮喘、感冒。

18号穴:位于足背第1跖骨头内前凹陷中。主治胸痛、胸闷、急性腰扭伤。

19号穴:位于足背第2、第3趾间后3寸。主治头痛、中耳炎、急慢性胃肠炎、胃和十二指肠溃疡。

20号穴:位于足背第3、第4趾间后2寸。主治落枕。

21号穴:位于足背第4、第5趾间后0.5寸。主治坐骨神经痛、腮腺炎、扁桃体炎。

22号穴:位于足背第1、第2趾间后1寸。主治急性扁桃体炎、流行性腮腺炎、高血压。

23号穴:位于踇长伸肌腱内侧跖趾关节处。主治急性扁桃体炎、流行性腮腺炎、高血压、湿疹。

24号穴:位于第2趾远侧端趾骨间关节内侧赤白肉际处。主治头痛、中耳炎。

25号穴:位于第3趾远侧端趾骨间关节内侧赤白肉际处。主治头痛。

26号穴:位于第4趾远侧端趾骨间关节内侧赤白肉际处。主治头痛、低血压。

27号穴:位于太白穴与公孙穴连线的中点。主治癫痫、癔病、腹痛。

28 号穴:位于足内侧足舟状骨突起下后凹陷中。主治痛经、子宫功能性出血、附件炎。

29 号穴:位于内踝正中直下 2 寸。主治子宫功能性出血、气管炎、哮喘。

30 号穴:位于外踝后上方 1.5 寸。主治坐骨神经痛、腰痛、头痛。

二、操作方法

(一) 取穴原则

(1) 根据疾病的部位选穴,如肺病取肺穴,胃痛取胃穴,目疾取眼穴等。

(2) 根据中医辨证取穴,如肝肾阴血不足所致头痛眩晕,除取眩晕点、头穴外,尚可取肾穴、肝穴以滋水涵木。

(3) 按临床经验取穴,如头痛取头穴,偏头痛取内临泣、内侠溪,痛经取内太冲、独阴,高血压取足心、涌泉、心、肾穴等。

(二) 毫针刺法

患者仰卧,两足伸直,局部常规消毒后,选用 28～32 号粗细、1 寸长的毫针快速进针。按需要采用直刺、斜刺或横刺,并可适当作提插捻转手法,得气后留针 15～20 分钟。一般隔日治疗 1 次,10 次为 1 个疗程。

三、适应病证

足针针法适用于多种疾病的治疗,对鼻塞、鼻衄、目赤肿痛、风火牙痛、咳喘、耳鸣、胃痛、呕吐、尿闭、遗精、中风不语、高热昏迷、疝痛等病证有较好的疗效。

四、注意事项

(1) 足针针法刺激性较强,以防晕针发生。

(2) 久病体虚或形体消瘦、大汗、出血、低血压患者,不用或慎用针刺法,可用按摩法等代替。

（3）针刺时如沿骨膜边缘,需注意不要损伤骨膜,并避免刺伤大血管。

五、临床参考资料

（1）杨宁晖用足针治疗急性脊髓炎引起尿潴留 14 例,足针肾穴和膀胱穴直刺,14 号穴斜刺,得气后强刺激捻转 2～3 分钟,留针 30 分钟,每日 1 次,10～12 次为 1 个疗程,治疗 1～2 个疗程。结果痊愈 10 例,总有效率 92.85%。（杨宁晖.足针治疗急性脊髓炎引起尿潴留 14 例[J].上海针灸杂志,1993,12(1):33.）

（2）孟庆良用足针治疗癔病性瘫痪 30 例,取足针 8 号穴和 27 号穴,垂直快速刺入穴位 1 寸左右,单侧有病刺病侧,两侧有病刺双侧,行大幅度捻转强刺激手法,针刺时可见患肢屈肌反射现象出现,起针后即可恢复正常,若首次未愈,可按上法每日 1 次,治疗 1～3 次。结果 30 例均治愈,其中针 1 次痊愈 18 例,针 2 次痊愈 7 例,针 3 次痊愈 5 例。（孟庆良.足针治疗癔病性瘫痪 30 例[J].医学理论与实践,1992,5(1):33.）

第十六节　手象针针法

手象针针法是针刺手部微小的经络脏象系统缩形部位,以治疗疾病的一种方法。

上世纪中叶,西安市中医院方云鹏医师在经络学说和现代医学的基础上,根据临床实践总结手象针针法,认为手部、足部同头部一样,存在着极为丰富、密集的特异功能刺激点,并十分有条理地分布于手、足骨周围的组织内,若将这些刺激点按体位顺序连接起来,则构成三个整体的人体缩形,纵排在手足部。反应人体躯干腹面、肢体屈面的刺激点均分布于手掌面,称之为"脏"。反应人体躯干背面、肢体伸面的刺激点均分布于手背面,称之为

"象"。刺激这些脏象缩形区的不同刺激点,就可以治疗全身多种疾病。

一、定位与主治

（一）手象针定位线（图2-27）

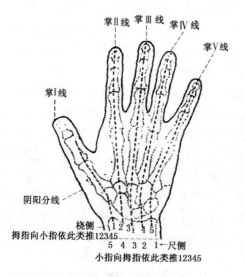

图2-27 左手掌侧面划线示意图

1. 阴阳分线:手部桡侧、尺侧赤白肉际所形成的线,也即手掌面与手背面的分界线。

2. 掌Ⅰ线:位于手掌面桡侧,由拇指尖端正中经指骨、掌骨正中,止于腕横纹桡侧1/6与尺侧5/6的交界点。

3. 掌Ⅱ线:位于手掌面偏桡侧,由食指尖端正中经指骨、掌骨正中,止于腕横纹桡侧1/3与尺侧2/3的交界点。

4. 掌Ⅲ线:位于手掌面正中,由中指尖端正中经指骨、掌骨正中,止于腕横纹中点。

5. 掌Ⅳ线:位于手掌面偏尺侧,由无名指尖端正中经指骨、掌骨正中,止于腕横纹桡侧 2/3 与尺侧 1/3 的交界点。

6. 掌Ⅴ线:位于掌面尺侧,由小指尖端正中经指骨、掌骨正中,止于腕横纹桡侧 5/6 与尺侧 1/6 的交界点。

7. 背Ⅰ线:位于手背面桡侧,与掌Ⅰ线相对。

8. 背Ⅱ线:位于手背面偏桡侧,与掌Ⅱ线相对。

9. 背Ⅲ线:位于手背面正中,与掌Ⅲ线相对。

10. 背Ⅳ线:位于手背面偏尺侧,与掌Ⅳ线相对。

11. 背Ⅴ线:位于手背面尺侧,与掌Ⅴ线相对。

(二) 手象针穴位

手象针穴位主要由三个缩影的手伏象、手伏脏和桡倒象、桡倒脏及尺倒象、尺倒脏六个部分组成。一个缩影的头部位于中指,朝着指端方位,俯伏于手背面,被命名为手伏象,与该区域相对应的掌面部位,称为手伏脏。另两个缩影的头部分别位于手的近心端的桡侧和尺侧,其朝向呈向心性,与手伏象、手伏脏正好相反,故称为手倒象、手倒脏。位于手的桡侧的一个称为桡倒象和桡倒脏,位于尺侧的一个称为尺倒象和尺倒脏。

1. 手伏象(图 2-28):位于手背各指、掌骨之人体缩影的相应

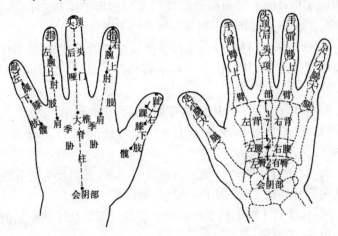

图 2-28   手背面伏象部位示意图

穴位。在左手,背Ⅳ线尺侧手背面为左手伏象穴区系统的左半侧躯体,桡侧为右半侧躯体。在右手,背Ⅳ线尺侧手背面为右手伏象穴区系统的右半侧躯体,桡侧为左半侧躯体。

头颈:位于中指背面,由指端至第3掌指关节,依次为头顶、后头和项部,以头顶正中沿背Ⅲ线的正中,左右两侧对称分布。

躯干:位于第3掌骨的背面,以躯干正中沿手背Ⅲ线左右对称分布。掌指关节相当于颈、胸椎之交界(大椎穴)处,掌腕关节相当于会阴部。可将躯干划分为三段:背、腰、臀三部,背部约占总长的3/7,腰部占2/7,臀部占2/7。

上肢:左右上肢位于两手上的分布位置基本相同,但左右位置正好相反。左上肢,在左手,位于无名指;在右手,则位于食指。右上肢,在左手,位于食指;在右手,则位于无名指。第2、第4掌指关节处相当于两肩,近侧端指骨间关节相当于肘部,远侧端指骨间关节相当于腕部,指端相当于指。

下肢:两手部位上所代表手伏象的左右下肢刚好交叉相反。左下肢,在左手,位于小指;在右手,位于拇指。右下肢,在左手,位于拇指;在右手,位于小指。第1、第5掌指关节相当于髋部,小指近侧端指骨间关节和拇指指骨间关节相当于膝部。小指远侧端指骨间关节和拇指指甲根部两侧相当于踝部。

2. 手伏脏:手伏脏分布于与手伏象对应的手掌部,是手伏象整体缩影的屈面,其穴位分布与手背面的手伏象穴位基本对应(图2-29)。

3. 桡倒象:为一人体整体缩影,在手背桡侧第1、第2指骨和第1、第2掌骨以及手舟骨、大多角骨和桡骨茎突部(图2-30)。

头:位于背Ⅰ线延长线上的桡骨茎突部,其宽度为背Ⅱ线与桡侧阴阳分界线之间的距离,长度是宽度的1.5倍。

项:位于背Ⅰ线上的手舟骨和大多角骨部。从近侧向远侧依次为第1～7颈椎。

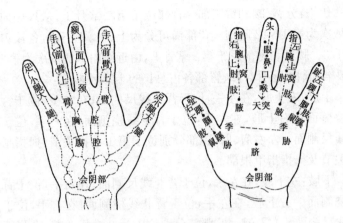

图 2-29 手掌面伏脏部位示意图

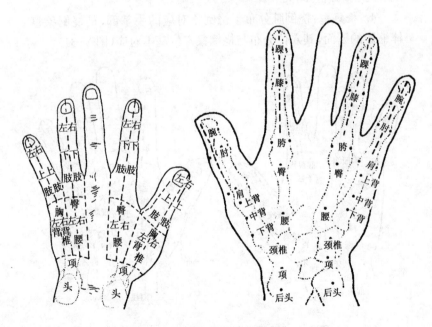

图 2-30 手背面桡倒象、尺倒象部位示意图

躯干:分背、腰和臀三部。背部位于第 1 掌骨上,从远侧向近侧依次为第 1～12 胸椎。背部尚可分为上、中、下三段,各段占总长 1/3。腰部和臀部位于第 2 掌骨上,由近侧向远侧依次为第 1～5 腰椎、骶骨、尾骨。腰、臀部各占总长的 1/2 区段。

上肢:左上肢,在左手,位于背Ⅰ线尺侧面;在右手,位于背Ⅰ线桡侧面。右上肢,在左手,位于背Ⅰ线桡侧面;在右手,位于背Ⅰ线尺侧面。左右肩、肘、腕部分别位于第 1 掌指关节、拇指指骨间关节及拇指指甲根部。

下肢:左下肢,在左手,位于背Ⅱ线尺侧面;在右手,位于背Ⅱ线桡侧面。右下肢,在左手,位于背Ⅱ线桡侧面;在右手,位于背Ⅱ线尺侧面。左右髋、膝、踝部分别位于第 2 掌指关节、食指近侧端和远侧端指骨间关节。

4. 桡倒脏:桡倒脏分布于桡倒象对应的手掌部,是桡倒象整体缩影的屈面,其穴位分布与桡倒象穴位基本对应(图 2-31)。

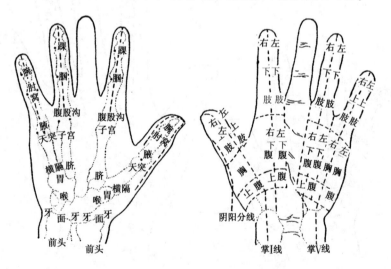

图 2-31　手掌面桡倒脏、尺倒脏部位示意图

5. 尺倒象:位于手背尺侧第 4、第 5 指骨和第 4、第 5 掌骨以及钩骨和三角骨部(图 2-30)。

头:位于两手背面尺骨茎突上。

项:位于钩骨上,从近侧向远侧依次为第 1～7 颈椎。

躯干:背部位于第 5 掌骨上,分上、中、下三部,各占 1/3。腰、臀部位于第 4 掌骨上,腰、臀部各占总长 1/2 区段。

上肢:左右两上肢以手背Ⅴ线为界分别位于小指的两侧。掌指关节相当于肩部,近侧端指骨间关节相当于肘部,远侧端指骨间关节相当于腕部。

下肢:左右两下肢以手背Ⅳ线为界分别位于无名指的两侧。掌指关节相当于髋部,近侧端指骨间关节相当于膝部,远侧端指骨间关节相当于踝部。

6. 尺倒脏:位于尺倒象对应的手掌部,是尺倒象整体缩影的屈面,其穴位分布与尺倒象基本对应(图 2-31)。

手象针穴位根据其位于人体缩影中所处的不同部位而具有相应的主治作用,如眼部穴点主治目疾,心脏穴点主治心脏疾病及失眠、焦虑等各种神志病证。

二、操作方法

(一) 取穴原则

1. 按部取穴:根据疾病的不同部位,在手象针"脏""象"缩影区的相应部位取穴。如腰痛取手伏象腰部相应穴位,胃痛取桡倒象胃部相应穴位。按部取穴,与体针的"阿是穴"取穴法类似。如果患者右下肢有病,必须明确病变部位的确切位置,然后位于手伏象右拇指的右下肢代表区域的相应部位寻找反应点。拇指的周围一圈就相当于下肢的一圈,拇指背面相当于下肢的伸面,其掌面、桡侧面、尺侧面分别相当于下肢的屈面、外侧面及内侧面。

2. 同侧取穴:一是位于患病侧的手部选用主穴,如位于偏瘫患者的患侧手上取穴;二是位于"脏"象部位的相应病侧选穴,如左侧肢体瘫痪,主要取左手或右手手伏象左上、下肢相应部位上的穴位,而右瘫者取其右瘫相应部位治疗。

3. **对侧取穴**:一是位于患病的对侧手部选取主穴;二是位于左手或右手"脏""象"部位的相对病侧上交叉取穴。

4. **仿体取穴**:即模仿体针的各种取穴方法。如少腹痛,可取手伏脏相应腹痛部位,也可循经取其下肢的"三阴交"。又如左肩有病,可取桡倒象的左肩部相应部位,也可取桡倒象右肩部相应部位,此为交叉取穴法;还可按上下与交叉取穴同用的方法,取髋关节部位的相应穴位。按前病后取、后病前取、阴病阳取、阳病阴取的原则,若"象"侧代表的部位有病,可针"脏"侧相对的部位;若"脏"侧部位有病,则可取"象"侧部位的相应穴位。

5. **配合取穴**:手象针之间的配合取穴方法很多,常用的有以下四种。

(1)**手伏象-桡倒象-尺倒象穴区之间的相互配用法**:凡是"象"侧穴区,皆主治人体伸侧部位的疾病。如腰扭伤,当取其"象"区代表部位。治疗效果不理想时,可同时配用背面其他腰部代表点或区域治疗,以加强治疗作用。

(2)**手伏脏-桡倒脏-尺倒脏穴区之间的相互配用法**:凡是手掌面的"脏"区,皆主治人体屈侧部位的病变。如急性胆囊炎,当针刺某"脏"区胆囊点后,疼痛仍未缓解时,可配合其他"脏"区的胆囊点,以加强疗效。

(3)**手"脏"穴区与手"象"穴区之间的相互配用法**:根据"脏""象"穴区所代表部位的各种功能联系,治疗时可配合选穴。例如,伸开手指这个动作,就体现了指伸肌和指屈肌功能的协同。如要促使偏瘫患者的手指张开,应首先在手背面"象"区手指部位选穴;同时,也可在手掌面"脏"区手指部位配合取穴,便可收到较好的治疗效果。

(4)**左手与右手相互配穴法**:视病情需要,可在左右手上同时取穴,或在左右手上轮换取穴。

（二）毫针刺法

常规消毒后，用28～30号粗细、0.5～2寸长的毫针，快速进针后，根据需要作直刺、斜刺或平刺，针尖可达皮内、皮下、肌肉、骨膜等组织，可作适度的提插捻转等手法，以得气为度。一般留针20～30分钟。

此外，也可采用皮内、皮下埋针的方法。每日或隔日针刺1次，一般5～10次为1个疗程。

三、适应病证

手伏象、桡倒象、尺倒象这三个"象"区为全身运动神经功能的集中反应区，主要管理和调节全身的运动功能，故称之为末梢运动中枢。临床上，特别是对全身的神经系统、血管系统和运动系统疾病，有显著疗效。因此，这三个"象"区主治全身神经系统、血管系统和运动系统及其所代表的人体伸面、背面部位的疾病等。

手伏脏、桡倒脏、尺倒脏这三个"脏"区为全身感觉神经功能集中反应区，主要管理和调节全身的感觉功能，故称之为末梢感觉中枢。临床上，对全身皮肤疼痛、冷热、麻木、瘙痒等不适之感，以及内脏疾患，疗效尤为显著。因此，主治全身皮肤感觉和内脏及其所代表的人体屈面、腹面部位疾病等。

四、注意事项

（1）对体质虚弱和畏针者，要做好说明，取得配合，针刺手法要轻柔。

（2）手部血管丰富，针刺要避开血管，以防出血。

五、临床参考资料

周安平用手象针治疗急慢性腰肌劳损60例，根据损伤部位分别取患侧手象针的伏象、桡倒象相应部位，斜刺后，用平补平泻手法,得气后留针 30 分钟,15 分钟行针 1 次,行针时轻微捻转,起针后在患者腰痛部位拔罐 10～15 分钟,每日 1 次,6 次为 1 个疗程,疗程之间休息 3 天。对照组 31 例,取肾俞、大肠俞、腰阳关、阿是穴、委中、承山,根据病情选穴 2～3 穴,起针后拔火罐,疗程同手针组。结果手针组总有效率 100％,优良率 78.3％,平均治疗次数 5.9 次;传统体针组有效率 87.1％,优良率 38.7％,平均治疗次数 8.5 次,表明手针组疗效明显优于传统体针组。(周安平.手象针治疗急慢性腰肌劳损 60 例[J].第四军医大学学报,1993,14(5):390.)

第十七节　足象针针法

足象针针法是针刺足部微小的经络脏象系统缩形部位,以治疗疾病的一种方法。

足象针针法是在手象针的基础上发展起来的,也由方云鹏医师总结而成。足象针的三个人体缩影反应区域系统与手象针相同,亦是以阴阳分线为界。划分为六个部分:足伏象、足伏脏、胫倒象、胫倒脏、腓倒象、腓倒脏。

一、定位与主治

足象针在穴位分布规律和定位上与手象针大致相同。如足伏象穴区与手伏象穴区相似,胫倒象与桡倒象相似,腓倒象与尺倒象相似。但是,手足的"脏"、"象"穴区之头部定位稍有差别,胫倒象中头部的位置是位于足舟骨与第 1 楔状骨近侧 1/2 处,而桡倒象中头部的位置是位于腕背面桡骨茎突上;腓倒象中头部的位置是位于骰骨上,而尺倒象中头部的位置位于腕背面尺骨茎突上。总的来说,人体各脏器或部位在手象针和足象针中的部位是基本对应的,如手象针中拇指代表下肢部位,在足象针中人体下肢的代表区域则位于踇趾处。见图 2-32、图 2-33、图 2-34、图 2-35。

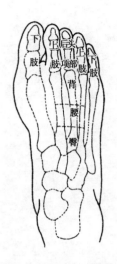

图 2-32 足伏象示意图

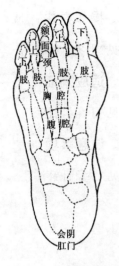

图 2-33 足伏脏示意图

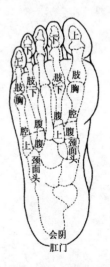

图 2-34 足"胫倒脏""腓
倒脏"示意图

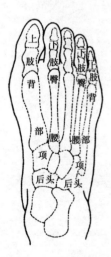

图 2-35 足"胫倒象""腓
倒象"示意图

二、操作方法

参见"手象针针法"。

三、适应病证

参见"手象针针法"。

四、注意事项

参见"手象针针法"。

第三章 常见病证的微针疗法

第一节 中 风

中风是以猝然昏仆，不省人事，伴口角歪斜，言语不利，半身不遂；或仅以口角歪斜，言语不利，半身不遂为主症的一种疾病。前者为中脏腑，后者为中经络。中风相当于西医学的脑血管疾病，如脑出血、脑血栓等。下面仅论述中经络的微针治疗。

【病因病机】

年老肾亏，阴虚阳亢，肝风内动，或恣食厚味，湿盛生痰，以致风痰流窜经络，气血通行受阻，经络运行不畅而发病。

【辨证分型】

1. 阴虚阳亢：半身不遂，肌肤不仁，口角歪斜，言语不利，头痛，眩晕，腰膝酸软，心烦易怒，咽干口苦，失眠多梦，舌红苔薄，脉细弦。

2. 痰浊中阻：半身不遂，肤肤不仁，口角歪斜，言语不利，头晕眼花，胸脘痞满，恶心欲吐，食欲不振，苔厚腻，脉滑。

【操作技法】

一、耳针

1. 取穴：肝、皮质下、枕、心、瘫痪相应部位(图3-1-1)。

2. 操作：选用0.25毫米×13毫米毫针，刺入得气后，在耳穴瘫痪相应部位接通电针仪,采用疏波,留针 30 分钟左右,每周 3 次,15 次为 1 个疗程。

二、头针

1. 取穴:顶颞前斜线、顶中线。如言语不利加颞前线(图 3-1-2)。

2. 操作:选用 0.30 毫米×40 毫米的毫针,顶颞前斜线用 3 根针沿刺激线首尾相接刺入,得气后留针 60 分钟,期间每隔 10 分钟行快速捻转手法 1 次。也可留针至第二天清晨,留针期间嘱患者活动患肢。隔日针刺 1 次,15 次为 1 个疗程。

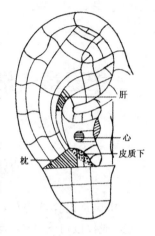

图 3-1-1

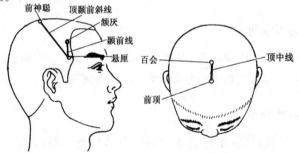

图 3-1-2

三、眼针

1. 取穴:上焦、下焦、肝(图 3-1-3)。

2. 操作:选用 0.30 毫米×13 毫米毫针,平刺得气后留针 20 分钟,隔日 1 次,10 次为 1 个疗程。

四、口针

1. 取穴:神经区域、上肢和下肢区域相应瘫痪部位(图 3-1-4)。

2. 操作:选用 0.30 毫米×25 毫米毫针,刺入后留针 15 分钟,留针期间嘱患者活动患肢,隔日 1 次,10 次为 1 个疗程。

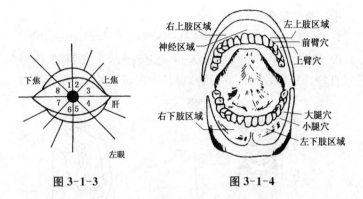

图 3-1-3   图 3-1-4

五、舌针

1. 取穴：心、肝、肾、中矩、海泉、金津、玉液、上肢、下肢（图 3-1-5）。

2. 操作：金津、玉液采用粗针点刺出血，余穴选用 0.30 毫米×40 毫米毫针，刺入捻转得气后即起针，隔日 1 次，10 次为 1 个疗程。

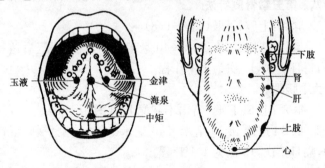

图 3-1-5

六、腹针

1. 取穴：颈部及后头部、下肢（图 3-1-6）。

2. 操作：选用 0.25 毫米×40 毫米毫针，直刺得气后留针 30 分钟，每隔 5～10 分钟行捻转手法 1 次，每周治疗 3 次，10 次为 1 个疗程。

七、第二掌骨侧针法

1. 取穴:头、上肢、腿(图 3-1-7)。

2. 操作:选用 0.30 毫米×40 毫米毫针,头穴斜刺,上肢穴、腿穴直刺,得气后留针 20 分钟,每日 1 次,15 次为 1 个疗程。

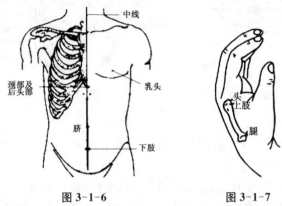

图 3-1-6　　　　　　　　图 3-1-7

八、第五掌骨侧针法

1. 取穴:上肢、下肢(图 3-1-8)。

2. 操作:选用 0.30 毫米×40 毫米毫针,直刺得气后留针 20 分钟,每日 1 次,15 次为 1 个疗程。

九、腕踝针

1. 取穴:上 5、下 4。言语不利配上 1(图 3-1-9)。

2. 操作:选用 0.30 毫米×40 毫米毫针,向上平刺,留针 45 分钟,隔日 1 次,15 次为 1 个疗程。

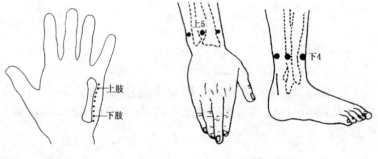

图 3-1-8　　　　　　　　图 3-1-9

【注意事项】

（1）针灸对中风后遗症有一定的疗效，但应尽早积极治疗，并指导患者进行功能锻炼，对言语不利患者，诱导和鼓励患者说话，耐心纠正其发音。

（2）定时为患者翻身拍背，预防褥疮和坠积性肺炎的发生。

（3）饮食宜清淡，少食甜腻、辛辣刺激等助火生痰之品。

第二节 眩 晕

眩晕是自觉头晕目眩、视物旋转动摇为主要表现的一种自觉症状。轻者发作短暂，平卧闭目片刻即安；重者如乘坐舟车，旋转起伏不定，以致站立不稳。多见于西医学的高血压、低血压、贫血、美尼尔氏综合征、颈椎病等。

【病机病因】

1. 实证：情志不舒，气郁化火，或饮食不节，聚湿生痰，致清窍受扰。

2. 虚证：忧思劳倦，久病失血，气血虚弱，或年老肾精不足，致髓海失养。

【辨证分型】

1. 肝火上炎：头晕目眩，急躁易怒，口苦多梦，面红目赤，舌红苔黄，脉弦数。

2. 痰浊上蒙：头晕目眩，头重如裹，胸闷恶心，神疲困倦，呕吐痰涎，舌胖苔白腻，脉濡滑。

3. 气血虚弱：头晕目眩，神疲乏力，心悸失眠，面色㿠白，舌淡，脉细或弱。

4. 肾精亏损：头晕目眩，少寐健忘，腰膝酸软，遗精耳鸣，舌红,脉细。

【操作技法】

一、耳针

1. 取穴:肝、肾、枕、内耳(图 3-2-1)。

2. 操作:选用 0.25 毫米×13 毫米毫针,刺入得气后留针 30 分钟左右,或皮内针、磁珠穴位埋压 2～3 天,每周 2～3 次,15 次为 1 个疗程。

二、头针

1. 取穴:顶中线、颞后线(图 3-2-2)。

2. 操作:选用 0.30 毫米×40 毫米毫针,刺入得气后留针 30 分钟,留针期间行快速捻转手法 2～3 次,每次行针 2～3 分钟,隔日 1 次,15 次为 1 个疗程。

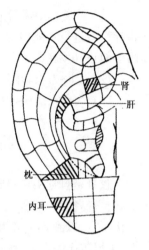

图 3-2-1

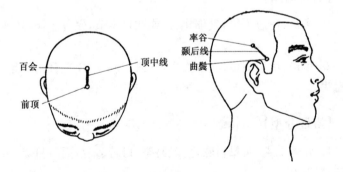

图 3-2-2

三、面针

1. 取穴:首面、肝(图 3-2-3)。

2. 操作:选用 0.25 毫米×13 毫米毫针,斜刺穴位得气后留针 30 分钟左右,留针期间行针 2～3 次,隔日 1 次,15 次为 1 个疗程。

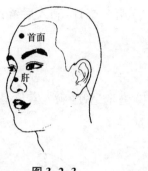

图 3-2-3

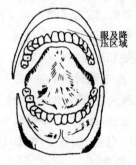

左眼

图 3-2-4

四、眼针

1. 取穴:肝(图 3-2-4)。

2. 操作:选用 0.30 毫米×13 毫米毫针,平刺得气后留针 20 分钟,隔日 1 次,10 次为 1 个疗程。

五、鼻针

1. 取穴:头面(图 3-2-5)。

2. 操作:选用 0.25 毫米×13 毫米毫针,斜刺穴位得气后留针 20 分钟左右,留针期间行轻、慢捻转手法 1～2 次,隔日 1 次,15 次为 1 个疗程。

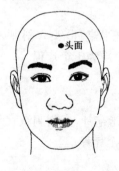

图 3-2-5

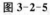

图 3-2-6

六、口针

1. 取穴:眼及降压区域(图 3-2-6)。

2. 操作:选用 0.30 毫米×25 毫米毫针,刺入后留针 15 分钟,隔日 1 次,10 次为 1 个疗程。

七、舌针

1. 取穴:额(图 3-2-7)。

2. 操作:选用 0.25 毫米×40 毫米毫针,刺入穴位得气后即可出针,每日 1 次,6 次为 1 个疗程。

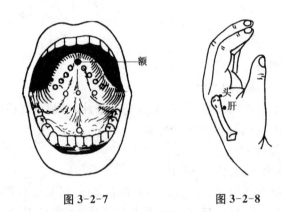

图 3-2-7 　　　　　　图 3-2-8

八、第二掌骨侧针法

1. 取穴:头、肝(图 3-2-8)。

2. 操作:选用 0.30 毫米×40 毫米毫针,头穴斜刺,肝穴直刺,得气后留针 20 分钟,每日 1 次,15 次为 1 个疗程。

九、第 5 掌骨侧针法

1. 取穴:头面(图 3-2-9)。

2. 操作:选用 0.30 毫米×40 毫米毫针,直刺刺激宜强,得气后留针 10 分钟,隔日 1 次,10 次为 1 个疗程。

十、腕踝针

1. 取穴:上 1。高血压患者配上 3(图 3-2-10)。

2. 操作:选用 0.30 毫米×40 毫米毫针,向上平刺,留针 30 分钟,隔日 1 次,15 次为 1 个疗程。

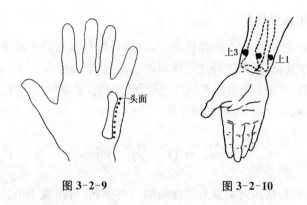

图 3-2-9   图 3-2-10

十一、手针

1. 取穴:头顶点。如肝火旺可配肝点,气血亏可配脾点,肾阴虚可配肾点(图 3-2-11)。

2. 操作:选用 0.30 毫米×25 毫米毫针,直刺得气后留针 10 分钟,隔日 1 次,10 次为 1 个疗程。

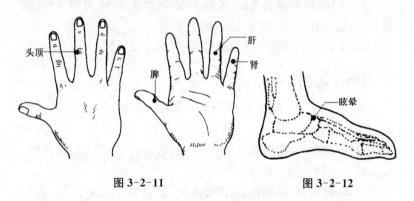

图 3-2-11   图 3-2-12

十二、足针

1. 取穴:眩晕点(图 3-2-12)。

2. 操作:选用 0.30 毫米×25 毫米毫针,刺入得气后留针 20 分钟,隔日 1 次,10 次为 1 个疗程。

【注意事项】

（1）针灸治疗本证效果较好，但应分辨标本缓急。眩晕急重者，先治其标，眩晕较轻或发作间歇期，注意求因治本。

（2）痰浊上蒙型患者应以清淡食物为主，禁食油腻厚味、辛辣食品及戒烟忌酒，以免助湿生痰。

第三节　头　痛

头痛是指患者自觉头部疼痛的一类疾病，可出现于内、外、神经、五官等科的多种急慢性疾患中。本病相当于西医学的紧张性头痛、丛集性头痛、血管神经性头痛、高血压病、脑动脉硬化、以及脑外伤所致的头痛。

【病因病机】

1. 实证：风邪侵袭头部，经脉不通；或情志不畅，肝郁化火，循经上扰；或跌扑损伤，瘀血停滞，脑络不通。

2. 虚证：久病伤正，或思虑过度，气血不足，脑失所养。

【辨证分型】

1. **风邪头痛**：痛在巅顶或满头皆痛，遇风易发，可无其他兼症。

2. **肝火头痛**：头痛多见颞侧、头顶，常因情志而作，心烦易努，口渴欲饮，舌红苔黄，脉弦。

3. **瘀血头痛**：痛如锥刺，痛处固定，健忘多梦，反应迟钝，多有外伤史，舌有瘀斑，脉涩。

4. **血虚头痛**：隐痛，病势绵绵，劳累或用脑过度而加剧，四肢倦怠，头晕心悸，面色少华，舌淡，脉细无力。

【操作技法】

一、耳针

1. 取穴：皮质下、神门、肝。如前头痛配额，后头痛配枕，侧头痛配颞（图3-3-1）。

2. 操作：选用0.25毫米×13毫米毫针，刺入得气后留针30分钟左右，留针期间行2～3次捻转手法。或皮内针、磁珠穴位埋压2～3天，每天按压刺激3次。每周治疗2～3次，15次为1个疗程。

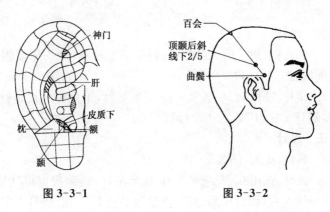

图3-3-1　　　　　　　　图3-3-2

二、头针

1. 取穴：顶颞后斜线下2/5、顶中线、颞后线（图3-3-2、图3-2-2）。

2. 操作：选用0.30毫米×40毫米毫针，刺入腱膜下层，得气后接电针仪通电30分钟，采用密波，隔日1次，10为1个疗程。

三、面针

1. 取穴：首面（图3-3-3）。

2. 操作：选用0.25毫米×13毫米毫针，斜刺得气后留针30分钟左右，留针期间行针2～3次；或皮内针埋针2～3天，10次为1个疗程。

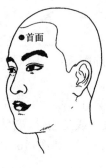

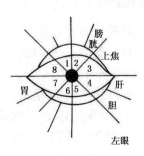

图 3-3-3   图 3-3-4

四、眼针

1. 取穴:上焦。前头痛配胃,后头痛配膀胱,侧头痛配胆,巅顶痛配肝(图 3-3-4)。

2. 操作:选用 0.30 毫米×13 毫米毫针,平刺得气后留针 20 分钟,隔日 1 次,15 次为 1 个疗程。

五、鼻针

1. 取穴:头面(图 3-2-5)。

2. 操作:选用 0.25 毫米×13 毫米毫针,斜刺穴位得气后留针 20 分钟左右,留针期间行轻、慢捻转手法 1~2 次,隔日 1 次,15 次为 1 个疗程。

六、人中针

1. 取穴:沟 1(图 3-3-5)。

2. 操作:采用三棱针点刺放血 5~10 滴,每日 1 次,10 次为 1 个疗程。

七、口针

1. 取穴:头部区域(图 3-3-6)。

2. 操作:选用 0.30 毫米×25 毫米毫针,刺入后留针 30 分钟,隔日 1 次,5 次为 1 个疗程。

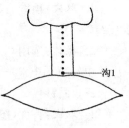

图 3-3-5

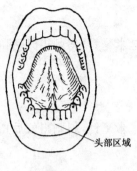

头部区域

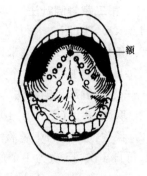

额

图 3-3-6　　　　　　　　　　　图 3-3-7

八、舌针

1. 取穴:额(图 3-3-7)。

2. 操作:选用 0.30 毫米×40 毫米毫针,刺入后捻转数下即起针,每日 1 次,6 次为 1 个疗程。

九、腹针

1. 取穴:颈部及后头部(图 3-3-8)。

2. 操作:选用 0.25 毫米×40 毫米毫针,直刺得气后留针20～30分钟,每隔 5～10 分钟行针 1 次,每周治疗 3 次,10 次为 1个疗程。

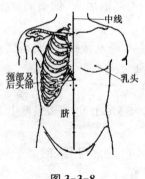

中线

乳头

颈部及后头部

脐

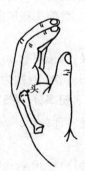

头

图 3-3-8　　　　　　　　　　图 3-3-9

十、第二掌骨侧针法

1. 取穴:头(图 3-3-9)。

2. 操作:选用 0.30 毫米×40 毫米毫针,斜刺得气后留针 20 分钟,每日 1 次,15 次为 1 个疗程。

十一、第五掌骨侧针法

1. 取穴:头面(图 3-3-10)。

2. 操作:选用 0.30 毫米×40 毫米毫针,斜刺得气后留针 20 分钟,每日 1 次,15 次为 1 个疗程。

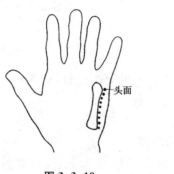

图 3-3-10

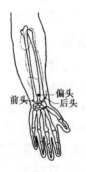

图 3-3-11

十二、前臂外侧针法

1. 取穴:前头痛取前头,后头痛取后头,偏头痛取偏头(图 3-3-11)。

2. 操作:选用 0.30 毫米×40 毫米毫针,直刺得气后留针 30 分钟,隔日 1 次,10 次为 1 个疗程。

十三、腕踝针(图 3-3-12)

1. 取穴:前头痛取上 1,后头痛取上 6,偏头痛取上 2、上 5,巅顶痛取上 4。

2. 操作:选用 0.30 毫米×40 毫米毫针,向上平刺,留针 30 分钟,隔日 1 次,15 次为 1 个疗程。

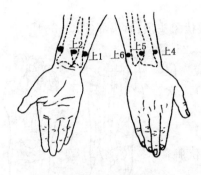
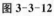
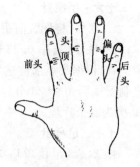

图 3-3-12   图 3-3-13

十四、手针

1. 取穴:偏头痛取偏头点,后头痛取后头点,头顶痛取头顶点,前头痛取前头点(图 3-3-13)。

2. 操作:选用 0.30 毫米×25 毫米毫针,直刺得气后留针 10 分钟,隔日 1 次,10 次为 1 个疗程。

十五、足针

1. 取穴:头、头痛点(图 3-3-14)。

2. 操作:选用 0.30 毫米×25 毫米毫针,刺入得气后留针 20 分钟,隔日 1 次,10 次为 1 个疗程。

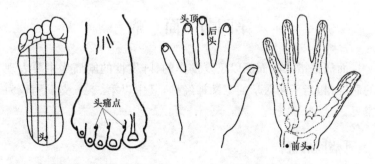

图 3-3-14   图 3-3-15

十六、手象针

1. 取穴:桡倒脏前头部,手伏象头顶、后头部(图 3-3-15)。

2. 操作:选用 0.25 毫米×25 毫米毫针,根据头痛部位选取相应穴位,直刺得气后留针 20 分钟,隔日 1 次,10 次为 1 个疗程。

十七、足象针

1. 取穴:足伏象后头、足伏脏额(图 3-3-16)。

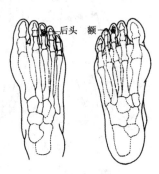

图 3-3-16

2. 操作:选用 0.30 毫米×25 毫米毫针,直刺得气后留针 20 分钟,隔日 1 次,10 次为 1 个疗程。

【注意事项】

(1) 针灸治疗头痛有较好疗效,但应结合现代诊断方法,注意与颅脑实质性病变作鉴别,以便及时治疗原发病。

(2) 头痛的发生与心理状况和精神因素有一定关系,不良的精神刺激可诱发头痛,应尽量避免对患者的精神刺激。

(3) 高血压所致头痛针刺时慎用强刺激。

第四节　面　痛

面痛是指一侧面部以反复发作的、阵发性的剧痛为主要表现的病证,相当于西医学的三叉神经痛,其中以第二、三支发病较为常见。

【病因病机】

1. 实证:胃肠积热,上炎面部,浸淫筋脉,气血阻滞;或因情志、面部外伤、内生肿物,导致气滞血瘀。

2. 虚证:年老或久病伤阴,虚火上炎,面部筋脉受灼。

【辨证分型】

1. 阳明火盛:面部烧灼样疼痛,伴口臭,口渴,便秘,舌红苔黄腻,脉数。

2. 瘀血内阻:多有外伤史,或病程日久,面部针刺样疼痛,痛处不移,舌暗,脉涩。

3. 虚火上炎:面部疼痛程度相对实证而言较轻,颧面潮红,口干,手足心热,烦躁不安,失眠多梦,多汗,舌红少苔,脉细数。

【操作技法】

一、耳针

1. 取穴:面颊、颌、神门、额(图 3-4-1)。

2. 操作:选用 0.25 毫米×13 毫米毫针,刺入得气后通以疏密波脉冲电流,留针 30 分钟左右,隔日 1 次,15 次为 1 个疗程。

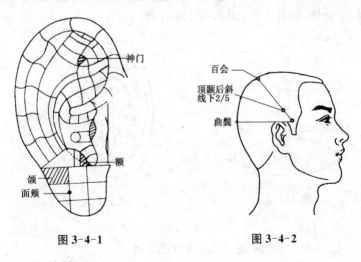

图 3-4-1

图 3-4-2

二、头针

1. 取穴:顶颞后斜线下 2/5(图 3-4-2)。

2. 操作:选用 0.30 毫米×40 毫米毫针,刺入得气后留针 30 分钟,留针期间行快速捻转手法 2～3 次,15 次为 1 个疗程。

三、眼针

1. 取穴:上焦(图 3-4-3)。

2. 操作:选用 0.30 毫米×13 毫米毫针,平刺得气后留针 20 分钟,隔日 1 次,15 次为 1 个疗程。

四、鼻针

1. 取穴:头面(图 3-2-5)。

2. 操作:选用 0.25 毫米×13 毫米毫针,斜刺穴位得气后留针 20 分钟左右,留针期间行轻、慢捻转手法 1～2 次,隔日 1 次,10 次为 1 个疗程。

五、人中针

1. 取穴:沟2(图 3-4-4)。

2. 操作:选用 0.35 毫米×25 毫米毫针,向上斜刺,得气后留针 20 分钟,隔日 1 次,10 次为 1 个疗程。

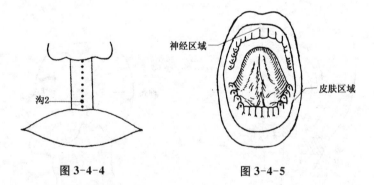

图 3-4-4   图 3-4-5

六、口针

1. 取穴:神经区域、皮肤区域(图 3-4-5)。

2. 操作:选用 0.30 毫米×25 毫米毫针,刺入后留针 10 分钟,隔日 1 次,5 次为 1 个疗程。

七、舌针

1. 取穴:肝、胆、额(图 3-4-6)。

2. 操作:选用 0.30 毫米×40 毫米毫针,刺入后捻转数下即出针,每日 1 次,6 次为 1 个疗程。

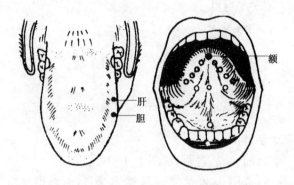

图 3-4-6

八、第二掌骨侧针法

1. 取穴:头(图 3-3-10)。

2. 操作:选用 0.30 毫米×40 毫米毫针,斜刺得气后留针 20分钟,每日 1 次,10 次为 1 个疗程。

九、第五掌骨侧针法

1. 取穴:头面(图 3-3-11)。

2. 操作:选用 0.30 毫米×40 毫米毫针,斜刺得气后留针 20分钟,每日 1 次,10 次为 1 个疗程。

十、前臂外侧针法

1. 取穴:前头(图 3-4-7)。

2. 操作:选用 0.30 毫米×40 毫米毫针,直刺得气后留针 30分钟,隔日 1 次,10 次为 1 个疗程。

十一、腕踝针(图 3-4-8)

1. 取穴:上 1、上 2。

2. 操作:选用 0.30 毫米×40 毫米毫针,向上平刺,留针 30

分钟,隔日 1 次,15 次为 1 个疗程。

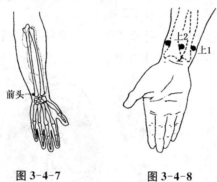

图 3-4-7　　　　　　　图 3-4-8

十二、手针

1. 取穴:前头点、胃肠点(图 3-4-9)。

2. 操作:选用 0.30 毫米×25 毫米毫针,直刺得气后留针 10 分钟,隔日 1 次,10 次为 1 个疗程。

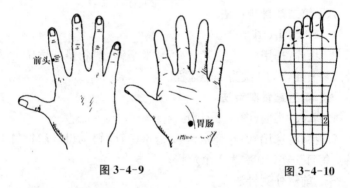

图 3-4-9　　　　　　　图 3-4-10

十三、足针

1. 取穴:2 号穴(图 3-4-10)。

2. 操作:选用 0.30 毫米×25 毫米毫针,直刺得气后留针 20 分钟,隔日 1 次,10 次为 1 个疗程。

十四、手象针

1. 取穴:桡倒脏和尺倒脏相应面部(图 3-4-11)。

2. 操作:选用 0.25 毫米×25 毫米毫针,直刺得气后留针 20 分钟,隔日 1 次,10 次为 1 个疗程。

十五、足象针

1. 取穴:足伏脏相应面部(图 3-4-12)。

2. 操作:选用 0.3 毫米×25 毫米毫针,直刺得气后留针 20 分钟,隔日 1 次,10 次为 1 个疗程。

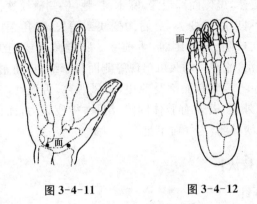

图 3-4-11　　　　　　图 3-4-12

【注意事项】

(1) 针灸治疗本病有一定效果,继发性患者要重视原发病的治疗。

(2) 忌食辛辣、发物,禁绝烟酒。

(3) 注意休息,适当开展体育锻炼,并保持心情舒畅。

第五节　面　瘫

面瘫是以口角歪向一侧,眼睛闭合不良为主要症状的一种疾病。春、秋两季发病较高,可发生于任何年龄,而多数患者为 20～40 岁,男性略多,中医学又称"口眼歪斜"。相当于西医学的周围性面神经麻痹。

【病因病机】

正气不足，经络空虚，卫外不固，风寒外袭面部经络，致经气阻滞，经筋功能失调，筋肉失于约束，弛缓不收。

【辨证分型】

发病突然，患侧面部板滞、麻木、松弛，患侧额纹变浅或消失，眼睛闭合不良，眼裂变大，鼻唇沟变浅或消失，口角歪向健侧，蹙额、皱眉、吹口哨、鼓颊困难，舌前 2/3 味觉减退或消失，听觉过敏，或伴流泪、流涎。病久可出现患侧面肌挛缩，口角歪向病侧的"倒错"现象。若兼有面部受凉史，畏风恶寒，舌淡红，苔薄白，脉紧，为风寒外袭；若兼有肢体困倦，纳呆，神疲乏力，面色淡白，头晕心悸，舌淡脉弱，为气血不足。

【操作技法】

一、耳针

1. 取穴：口、眼、面颊、肝（图 3-5-1）。

2. 操作：选用 0.25 毫米×13 毫米毫针，刺入得气后留针 30 分钟左右，或皮内针埋压 2~3 天，每周 2~3 次，15 次为 1 个疗程。

二、头针

1. 取穴：顶颞前斜线下 2/5（图 3-5-2）。

2. 操作：选用 0.30 毫米×40 毫米毫针，刺入得气后留针 45 分钟，隔日 1 次，10 次为 1 个疗程。

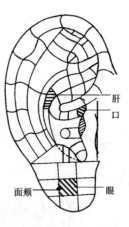

肝
口

面颊 　　 眼

图 3-5-1

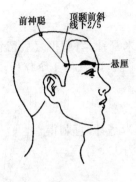

图 3-5-2

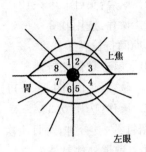

图 3-5-3

三、眼针

1. 取穴:上焦、胃(图 3-5-3)。

2. 操作:选用 0.30 毫米×13 毫米毫针,平刺得气后留针 20 分钟,隔日 1 次,10 次为 1 个疗程。

四、鼻针

1. 取穴:头面(图 3-2-5)。

2. 操作:选用 0.25 毫米×13 毫米毫针,斜刺穴位得气后留针 20 分钟左右,留针期间行轻、慢捻转手法 2～3 次,每日 1 次,10 次为 1 个疗程。

五、人中针

1. 取穴:沟 2(图 3-4-4)。

2. 操作:选用 0.35 毫米×25 毫米毫针,向上斜刺后留针 20 分钟,隔日 1 次,15 次为 1 个疗程。

六、口针

1. 取穴:神经区域(图 3-5-4)。

2. 操作:选用 0.30 毫米×25 毫米毫针,刺入后留针 10 分钟,每日 1 次,5 次为 1 个疗程。

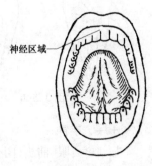

图 3-5-4

123

七、第二掌骨侧针法

1. 取穴:头(图3-3-10)。

2. 操作:选用0.30毫米×40毫米毫针,斜刺得气后留针30分钟,期间行捻转手法2～3次,每日1次,15次为1个疗程。

八、第五掌骨侧针法

1. 取穴:头面(图3-3-11)。

2. 操作:选用0.30毫米×40毫米毫针,直刺得气后留针约30分钟,每日1次,15次为1个疗程。

九、前臂外侧针法

1. 取穴:口、眼(图3-5-5)。

2. 操作:选用0.30毫米×40毫米毫针,直刺得气后留针30分钟,隔日1次,10次为1个疗程。

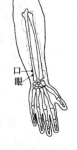

图3-5-5

十、腕踝针

1. 取穴:上1、上4(图3-5-6)。

2. 操作:选用0.30毫米×40毫米毫针,向上平刺,留针30分钟,隔日1次,10次为1个疗程。

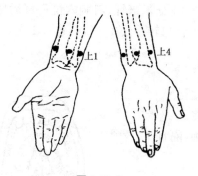

图3-5-6

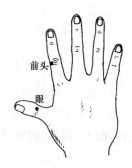

图3-5-7

十一、手针

1. 取穴:眼、前头(图3-5-7)。

2. 操作:选用0.30毫米×25毫米毫针,直刺得气后留针15

分钟,每日1次,10次为1个疗程。

十二、手象针

1. 取穴:桡倒脏和尺倒脏相应面部(图3-4-11)。

2. 操作:选用0.25毫米×25毫米毫针,直刺得气后留针20分钟,每日1次,10次为1个疗程。

【注意事项】

(1) 针灸治疗本病具有较好的效果,但须注意与中枢性面瘫的鉴别。

(2) 治疗期间避免面部风吹受寒,必要时可戴口罩。

(3) 可通过点滴眼药水或眼罩来防止眼部感染。

第六节 不 寐

不寐通常称为"失眠""不得卧",是以经常不能获得正常睡眠,或入睡困难,或寐而易醒,或彻夜不眠为特征的病证,常诱发或加重心悸、胸闷、眩晕、头痛、中风等症。失眠多见于神经衰弱等。

【病因病机】

1. 实证:情志失调,肝郁化火,扰乱心神;或饮食不节,脾胃不和,痰浊内生,郁而化热,扰动心神。

2. 虚证:思虑忧愁,心脾受损,气血虚弱,心神失养;或年老久病,肾阴亏耗,心火独亢,心肾不交;或体质素弱,心胆虚怯。

【辨证分型】

1. 肝火扰心:心烦不能入睡,急躁易怒,头痛眩晕,胸闷胁胀,面红目赤,口苦便秘,舌红苔黄,脉弦数。

2. 痰热内扰:睡眠不安,烦躁多梦,胸闷脘痞,口苦痰多,头晕目眩,舌红苔黄腻,脉滑数。

3. 心脾两虚:多梦易醒,心悸健忘,头晕目眩,神疲乏力,面色无华,舌淡苔薄白,脉细弱。

4. 心肾不交:心烦不寐,或时寐时醒,头晕耳鸣,手足心热,颧红潮热,口干少津,心悸,舌红苔少,脉细数。

5. 心胆气虚:夜寐多梦,易惊善恐,心悸,舌淡苔薄,脉弦细。

【操作技法】

一、耳针

1. 取穴:心、神门、皮质下、肝、垂前(图3-6-1)。

2. 操作:选用0.25毫米×13毫米毫针,刺入得气后留针30分钟左右;或皮内针、磁珠穴位埋压2～3天,睡前重点按压刺激。每周2～3次,15次为1个疗程。

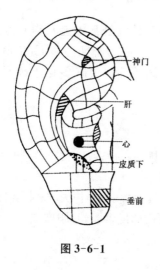

图 3-6-1

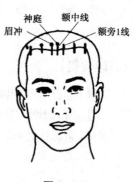

图 3-6-2

二、头针

1. 取穴:额中线、额旁1线(图3-6-2)。

2. 操作:选用0.30毫米×40毫米毫针,针尖往下刺入,得气后留针 60 分钟,留针期间行快速捻转手法 3~4 次。也可于下午针刺,留针至次日清晨,自行取针。隔日 1 次,15 次为 1 个疗程。

三、面针

1. 取穴:心、肾(图 3-6-3)。

2. 操作:选用 0.25 毫米×13 毫米毫针,心穴和肾穴分别采用斜刺和直刺进针,得气后留针 30 分钟左右,留针期间行针 2~3 次;或皮内针埋针 2 天。每周 2~3 次,15 次为 1 个疗程。

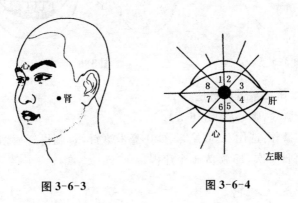

图 3-6-3　　　　　　　图 3-6-4

四、眼针

1. 取穴:肝、心(图 3-6-4)。

2. 操作:选用 0.30 毫米×13 毫米毫针,平刺得气后留针 20 分钟,隔日 1 次,15 次为 1 个疗程。

五、鼻针

1. 取穴:心(图 3-6-5)。

2. 操作:选用 0.25 毫米×13 毫米毫针,斜刺得气后留针 20 分钟左右,留针期间行轻、慢捻转手法 1~2 次,隔日 1 次,15 次为 1 个疗程。

六、舌针

1. 取穴:心、肾、额(图 3-6-6)。

2. 操作:选用 0.30 毫米×25 毫米毫针,快速点刺不留针,每日 1 次,10 次为 1 个疗程。

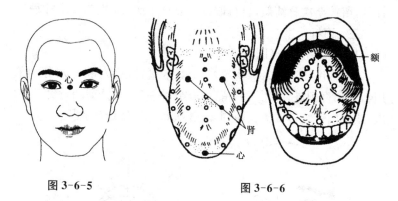

图 3-6-5   图 3-6-6

七、第二掌骨侧针法

1. 取穴:肺心(图 3-6-7)。

2. 操作:选用 0.30 毫米×40 毫米毫针,直刺得气后留针 20 分钟,每日 1 次,15 次为 1 个疗程。

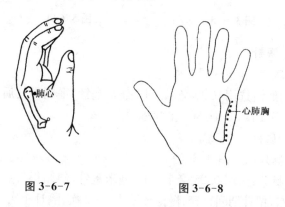

图 3-6-7   图 3-6-8

八、第五掌骨侧针法

1. 取穴:心肺胸(图 3-6-8)。

2. 操作:选用 0.30 毫米×40 毫米毫针,直刺得气后留针 20 分钟,每日 1 次,15 次为 1 个疗程。

九、前臂外侧针法

1. 取穴:心(图 3-6-9)。

2. 操作:选用 0.30 毫米×40 毫米毫针,直刺得气后留针 30 分钟,隔日 1 次,10 次为 1 个疗程。

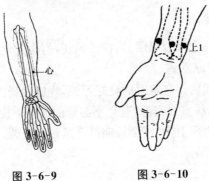

图 3-6-9   图 3-6-10

十、腕踝针

1. 取穴:上 1(图 3-6-10)。

2. 操作:选用 0.30 毫米×40 毫米毫针,向上平刺,留针 60 分钟,隔日 1 次,15 次为 1 个疗程。

十一、手针

1. 取穴:心、肝(图 3-6-11)。

2. 操作:选用 0.30 毫米×25 毫米毫针,直刺得气后留针 15 分钟,隔日 1 次,10 次为 1 个疗程。

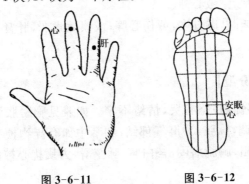

图 3-6-11   图 3-6-12

十二、足针

1. 取穴:安眠、心(图 3-6-12)。

2. 操作:选用 0.30 毫米×25 毫米毫针,直刺得气后留针 20 分钟,隔日 1 次,10 次为 1 个疗程。

【注意事项】

(1) 针灸对失眠效果明显,疗效确切,但由其他疾病引起失眠者,应同时治疗原发病。

(2) 养成起居作息定时的良好习惯,晚饭后禁饮浓茶、浓咖啡等兴奋性饮料,居室要安静,避免不必要的噪声干扰。

(3) 注意心理卫生,避免长期过度紧张和疲劳,适当参加体力劳动,加强体育锻炼。

第七节 郁 证

郁证以抑郁善忧,情绪不宁,或易怒善哭,或咽中如有异物梗塞等为主要临床表现的一类病证。本病相当于西医学的神经官能症、癔病、焦虑症等。

【病因病机】

1. 实证:情志不畅,肝失疏泄,肝气郁结;或郁久犯脾,健运失职,湿聚成痰,蒙蔽心神。

2. 虚证:思虑过度,劳伤心脾;或禀赋素弱,肝肾不足,心失所养。

【辨证分型】

抑郁多忧,易怒善哭,情绪不宁。如兼见胸胁胀满,脘闷嗳气,大便不调,脉弦,为肝气郁结;如咽中如有异物梗塞,吞之不下,咯之不出,胸脘痞闷,苔白腻,脉弦滑,为痰扰心神;如兼见头晕心悸,神疲乏力,失眠健忘,面色不华,舌淡脉细,为心脾两虚;如兼见眩晕耳鸣,五心烦热,盗汗,口咽干燥,舌红少苔,脉细数,为肝肾不足。

【操作技法】

一、耳针

1. 取穴:肝、心、神门、皮质下、交感(图 3-7-1)。

2. 操作:选用 0.25 毫米×13 毫米毫针,刺入得气后留针 30 分钟左右;或皮内针、磁珠穴位埋压 2~3 天。每周 2~3 次,15 次为 1 个疗程。

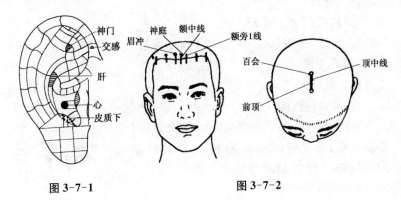

图 3-7-1　　　　　　　　　　图 3-7-2

二、头针

1. 取穴:额中线、额旁 1 线、顶中线(图 3-7-2)。

2. 操作:选用 0.30 毫米×40 毫米毫针,刺入得气后接通电针仪,选用断续波,留针 45 分钟,隔日 1 次,15 次为 1 个疗程。

三、面针

1. 取穴:心、肝(图 3-7-3)。

2. 操作:选用 0.25 毫米×13 毫米毫针,斜刺穴位得气后留针 30 分钟左右,留针期间行针 2~3 次;或皮内针埋针 2~3 天。隔日 1 次,15 次为 1 个疗程。

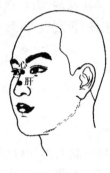

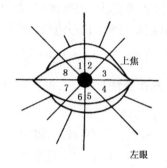

上焦

左眼

图 3-7-3　　　　　　　图 3-7-4

四、眼针

1. 取穴:上焦(图 3-7-4)。

2. 操作:选用 0.30 毫米×13 毫米毫针,平刺得气后留针 20 分钟,隔日 1 次,15 次为 1 个疗程。

五、鼻针

1. 取穴:肝(图 3-7-5)。

2. 操作:选用 0.25 毫米×13 毫米毫针,斜刺进针,得气后留针 20 分钟左右,留针期间行较轻的捻转刺激手法 1～2 次,每日 1 次,10 次为 1 个疗程。

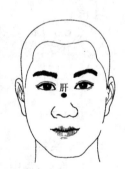

图 3-7-5

六、口针

1. 取穴:神经区域(图 3-5-4)。

2. 操作:选用 0.30 毫米×25 毫米毫针,刺入后留针 10 分钟,隔日 1 次,5 次为 1 个疗程。

七、舌针

1. 取穴:心、胆、肝(图 3-7-6)。

2. 操作:选用 0.30 毫米×25 毫米毫针,快速点刺不留针,每日 1 次,10 次为 1 个疗程。

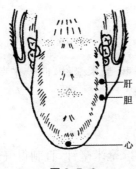
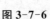
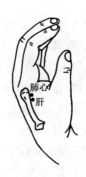

图 3-7-6　　　　　　　图 3-7-7

八、第二掌骨侧针法

1. 取穴:肺心、肝(图 3-7-7)。

2. 操作:选用 0.30 毫米×40 毫米毫针,直刺得气后留针 20 分钟,每日 1 次,15 次为 1 个疗程。

九、第五掌骨侧针法

1. 取穴:心肺胸、肝胆脾胃(图 3-7-8)。

2. 操作:选用 0.30 毫米×40 毫米毫针,直刺得气后留针 20 分钟,每日 1 次,15 次为 1 个疗程。

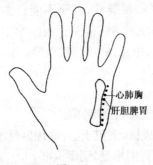
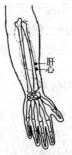

图 3-7-8　　　　　　　图 3-7-9

十、前臂外侧针法

1. 取穴:肝、心(图 3-7-9)。

2. 操作:选用 0.30 毫米×40 毫米毫针,直刺得气后留针 30

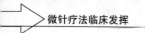
分钟,隔日 1 次,10 次为 1 个疗程。

十一、腕踝针

1. 取穴:上 1(图 3-6-10)。

2. 操作:选用 0.30 毫米×40 毫米毫针,向上平刺,留针 30 分钟,隔日 1 次,15 次为 1 个疗程。

十二、手针

1. 取穴:心、肝(图 3-6-11)。

2. 操作:选用 0.30 毫米×25 毫米毫针,直刺得气后留针 10 分钟,隔日 1 次,10 次为 1 个疗程。

【注意事项】

(1) 针灸治疗本病的效果良好,但因该病为一种心因性的情志病,故宜同时配合心理治疗。

(2) 嘱患者调适情志,保持心情舒畅,并参加适度的体育锻炼。

第八节 心 悸

心悸是指自觉心慌不安,心跳异常,甚至不能自主的一类症状,多与失眠、健忘、眩晕等并存。本病常见于西医学中各种原因引起的心律失常、心脏神经症、甲亢、缺铁性贫血等。

【病因病机】

1. 实证:情志不畅,肝郁气滞,心脉瘀阻。

2. 虚证:脾肾阳虚,水停成饮,上犯于心;或忧思过度,劳伤心脾;或素体虚弱,心胆气虚;或肾阴不足,阴虚火旺。

【辨证分型】

1. 心脉瘀阻:心悸怔忡,胸闷心痛,面唇紫暗,舌质紫或有瘀斑,脉细涩或结代。

2. 水气凌心:心悸怔忡,胸闷气喘,咳吐泡沫痰涎,面浮足肿,舌淡苔白,脉沉细。

3. 心脾两虚:心悸不安,失眠健忘,面色淡白,头晕乏力,胸闷气短,自汗,纳差,舌淡,苔薄白,脉弱无力。

4. 心胆气虚:心悸常因惊恐而发,气短自汗,神倦乏力,少寐多梦,舌淡,苔薄白,脉细弦。

5. 阴虚火旺:心悸不宁,五心烦热,少寐多梦,头晕目眩,耳鸣,口干,面颊烘热,舌红少苔,脉细数。

【操作技法】

一、耳针

1. 取穴:心、神门、交感、脾(图 3-8-1)。

2. 操作:选用 0.25 毫米×13 毫米毫针,刺入得气后留针 30 分钟左右;或皮内针、磁珠穴位埋压 2~3 天。每周 2~3 次,15 次为 1 个疗程。

二、头针

1. 取穴:额旁 1 线、顶中线(图 3-8-2)。

2. 操作:选用 0.30 毫米×40 毫米毫针,刺入得气后留针 30 分钟,留针期间行快速捻转手法 2~3 次,每次行针 2~3 分钟,15 次为 1 个疗程。

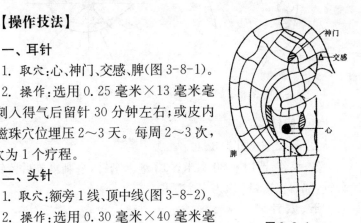

图 3-8-1

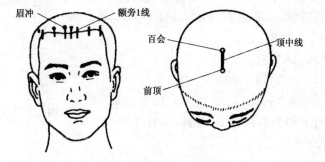

图 3-8-2

三、面针

1. 取穴:心(图3-8-3)。

2. 操作:选用0.25毫米×13毫米毫针,斜刺穴位得气后留针20分钟左右,留针期间行针2~3次,隔日1次,10次为1个疗程。

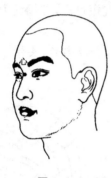

图 3-8-3

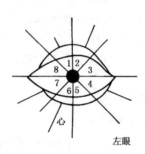

左眼

图 3-8-4

四、眼针

1. 取穴:心(图3-8-4)。

2. 操作:选用0.30毫米×13毫米毫针,平刺得气后留针20分钟,隔日1次,15次为1个疗程。

五、鼻针

1. 取穴:心(图3-6-5)。

2. 操作:选用0.25毫米×13毫米毫针,斜刺得气后留针20分钟左右,留针期间行轻微捻转手法1~2次,隔日1次,10次为1个疗程。

六、人中针

1. 取穴:沟3(图3-8-5)。

2. 操作:选用0.35毫米×25毫米毫针,向下斜刺后留针20分钟,隔日1次,15次为1个疗程。

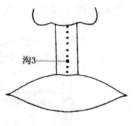

沟3

图 3-8-5

七、口针

1. 取穴:五脏区域(图 3-8-6)。

2. 操作:选用 0.30 毫米×25 毫米毫针,斜刺后留针 10 分钟,隔日 1 次,10 次为 1 个疗程。

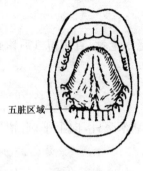

图 3-8-6

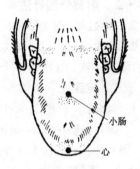

图 3-8-7

八、舌针

1. 取穴:心、小肠(图 3-8-7)。

2. 操作:选用 0.30 毫米×40 毫米毫针,快速点刺后不留针,隔日 1 次,10 次为 1 个疗程。

九、腹针

1. 取穴:胸部(图 3-8-8)。

2. 操作:选用 0.25 毫米×40 毫米毫针,直刺得气后留针 30 分钟,每隔 5~10 分钟行针 1 次,每周治疗 3 次,10 次为 1 个疗程。

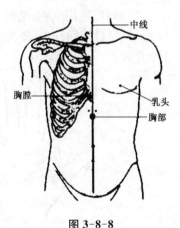

图 3-8-8

十、第二掌骨侧针法

1. 取穴:肺心(图 3-6-7)。

2. 操作:选用 0.30 毫米×40 毫米毫针,直刺得气后留针 20 分钟,每日 1 次,10 次为 1 个疗程。

十一、第五掌骨侧针法

1. 取穴:心肺胸(图3-6-8)。

2. 操作:选用0.30毫米×40毫米毫针,直刺得气后留针20分钟,每日1次,10次为1个疗程。

十二、前臂外侧针法

1. 取穴:心(图3-6-9)。

2. 操作:选用0.30毫米×40毫米毫针,直刺得气后留针30分钟,隔日1次,10次为1个疗程。

十三、腕踝针

1. 取穴:上1(图3-6-10)。

2. 操作:选用0.30毫米×40毫米毫针,向上平刺,留针30分钟,隔日1次,15次为1个疗程。

十四、手针

1. 取穴:心、小肠(图3-8-9)。

2. 操作:选用0.30毫米×25毫米毫针,直刺得气后留针5～10分钟,留针期间行1～2次较强的捻转手法,隔日1次,10次为1个疗程。

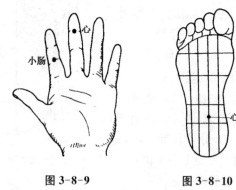

图3-8-9   图3-8-10

十五、足针

1. 取穴:心(图3-8-10)。

2. 操作:选用0.30毫米×25毫米毫针,直刺得气后留针20

分钟,期间行 2～3 次轻微手法,隔日 1 次,
10 次为 1 个疗程。

十六、手象针

1. 取穴:手伏脏相应心穴(图 3-8-11)。

2. 操作:选用 0.25 毫米×25 毫米毫
针,直刺得气后留针 20 分钟,隔日 1 次,10
次为 1 个疗程。

【注意事项】

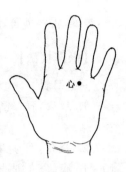

图 3-8-11

(1) 针灸不仅能改善心悸症状,而且对
导致心悸的疾病本身也有一定的治疗作用。

(2) 应注意调和情志,回避忧思、恼怒、惊恐等不良情绪刺激。

第九节　感　冒

感冒是外邪侵袭人体所致的常见外感疾病,以冬春两季气候
变化时多见。轻者称伤风,即普通感冒,重者称时行感冒、时行疠
气,即流行性感冒。本病相当西医学的上呼吸道感染。

【病因病机】

本病的发生,主要由于体虚抗病力减弱,当气候急剧变化时,人
体卫外功能不能适应,于是邪气由皮毛、口鼻而入,引起一系列肺经症
状,但外邪有偏寒、偏热以及人体反应的差异。若外感风寒,则寒邪束
表,阳气郁阻,毛窍闭塞;若外感风热,则热邪灼肺,腠理疏泄。

【辨证分型】

1. 外感风寒:头痛,四肢酸楚,鼻塞流涕,咽痒咳嗽,咯稀痰,
恶寒发热(或不发热),无汗,口不渴,舌苔薄白,脉浮紧。

2. 外感风热:发热汗出,微恶寒,头胀痛,咳嗽痰稠,咽痛,口

渴,鼻燥,舌苔薄黄,脉浮数。

【操作技法】

一、耳针

1. 取穴:肺、气管、内鼻。如咽喉疼痛加咽喉,发热加耳尖(图 3-9-1)。

2. 操作:耳尖采用三棱针点刺挤压出血 10～15 滴,余穴则选用 0.25 毫米×13 毫米毫针,刺入得气后留针 30 分钟左右,每日 1 次,5 次为 1 个疗程。

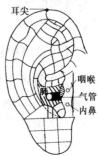

图 3-9-1

二、头针

1. 取穴:额中线、额旁 1 线(图 3-6-2)。

2. 操作:选用 0.30 毫米×40 毫米毫针,从上向下刺入 1 寸,行捻转手法 2～3 分钟,得气后留针 30 分钟,留针期间再行快速捻转手法2～3 次,每日 1 次,5 次为 1 个疗程。

三、面针

1. 取穴:肺。如咽痛加咽喉穴(图 3-9-2)。

2. 操作:选用 0.25 毫米×13 毫米毫针,斜刺穴位得气后留针 30 分钟左右,留针期间行针 2～3 次;或皮内针埋针 2～3 天。隔日 1 次,5 次为 1 个疗程。

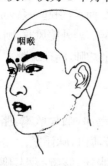

图 3-9-2

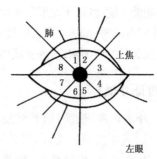

图 3-9-3

四、眼针

1. 取穴:肺、上焦(图 3-9-3)。

2. 操作:选用 0.30 毫米×13 毫米毫针,平刺得气后留针 20 分钟,每日 1 次,5 次为 1 个疗程。

五、舌针

1. 取穴:肺。如咽痛加咽喉穴,鼻塞、流涕加鼻穴(图 3-9-4)。

2. 操作:选用 0.30 毫米×40 毫米毫针,快速点刺不留针,每日 1 次,5 次为 1 个疗程。

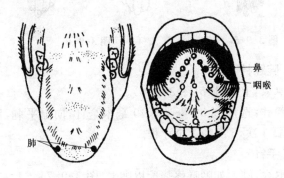

图 3-9-4

六、第二掌骨侧针法

1. 取穴:肺心(图 3-6-7)。

2. 操作:选用 0.30 毫米×40 毫米毫针,直刺得气后留针 30 分钟,每日 1 次,5 次为 1 个疗程。

七、第五掌骨侧针法

1. 取穴:心肺胸(图 3-6-8)。

2. 操作:选用 0.30 毫米×40 毫米毫针,直刺得气后留针 20 分钟,每日 1 次,5 次为 1 个疗程。

八、前臂外侧针法

1. 取穴:肺(图 3-9-5)。

2. 操作:选用 0.30 毫米×40 毫米毫针,直刺得气后留针 30

分钟,每日1次,5次为1个疗程。

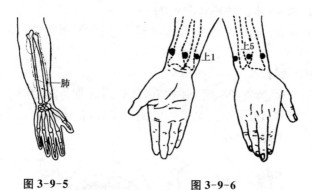

图 3-9-5　　　　　　　　图 3-9-6

九、腕踝针

1. 取穴:上1、上5(图3-9-6)。

2. 操作:选用0.30毫米×40毫米毫针,向上平刺,留针30分钟,隔日1次,5次为1个疗程。

十、手针

1. 取穴:肺。如咽喉疼痛配以咽喉(图3-9-7)。

2. 操作:选用0.30毫米×25毫米毫针,直刺中强度刺激,得气后留针10分钟,每日1次,5次为1个疗程。

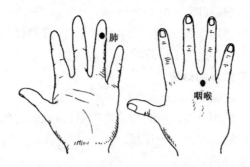

图 3-9-7

十一、足针

1. 取穴:肺、喉(图 3-9-8)。

2. 操作:选用 0.30 毫米×25 毫米毫针,直刺得气后留针 20 分钟,隔日 1 次,10 次为 1 个疗程。

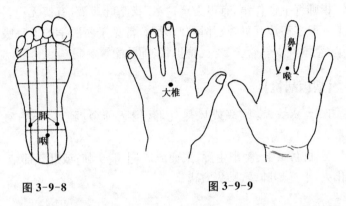

图 3-9-8   图 3-9-9

十二、手象针

1. 取穴:手伏脏鼻、喉。如发热配手伏象相当大椎穴部位(图 3-9-9)。

2. 操作:选用 0.25 毫米×25 毫米毫针,直刺得气后留针 20 分钟,隔日 1 次,5 次为 1 个疗程。

【注意事项】

(1)针灸对本病疗效较好。但感冒与某些传染病早期症状相似,应加以鉴别。

(2)治疗期间应早睡眠,多休息,充足的饮水,有助感冒的恢复。

(3)经常自我按摩手针、足针的肺、喉穴,每次 10～15 分钟,以局部出现酸胀感为度,有预防感冒的作用。

第十节 咳 嗽

咳嗽是呼吸系统疾患的常见病证,以咳嗽、咯痰为主要症状。"咳"指肺气上逆作声,有声无痰;"嗽"指咯吐痰液,有痰无声。临床上一般多声痰互见,故并称"咳嗽"。常见于西医学的上呼吸道感染、急慢性支气管炎、支气管扩张、肺肿瘤等疾病。

【病因病机】

1. 外感咳嗽:风寒或风热外邪,侵袭肺金,肺气壅遏,宣肃失常。

2. 内伤咳嗽:脾虚生湿,聚而成痰,上渍于肺;或肝气郁结,久而化火,上逆灼肺,致肺失宣肃。

【辨证分型】

1. 风寒束肺:咳嗽痰白,鼻塞流涕,恶寒发热,头痛,全身酸楚,舌淡苔薄白,脉浮紧。

2. 风热犯肺:咳嗽痰黄,质稠难咯,口干咽痛,身热头痛,舌边尖红,苔薄黄,脉浮数。

3. 痰湿阻肺:咳嗽痰多,色白而黏,易于咯出,咳声重浊,胸部满闷,喘促短气,纳呆腹胀,舌淡苔白腻,脉濡滑。

4. 肝火灼肺:咳嗽气逆,阵阵而作,痰少而黏,咯吐不易,甚则痰中带血,胁肋胀痛,咽喉干痒,目赤口苦,便秘尿赤,舌边尖红,苔薄黄,脉弦数。

【操作技法】

一、耳针

1. 取穴:肺、气管、肾上腺、交感。如肝火灼肺加肝,痰湿阻肺加脾(图3-10-1)。

2. 操作:选用 0.25 毫米×13 毫米毫针,刺入得气后留针 30 分钟左右;或皮内针、磁珠穴位埋压 2～3 天。每周 2～3 次,10 次为 1 个疗程。

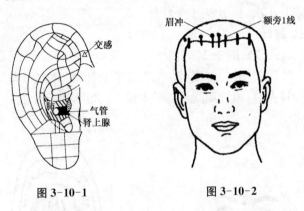

图 3-10-1

图 3-10-2

二、头针

1. 取穴:额旁 1 线(图 3-10-2)。

2. 操作:选用 0.30 毫米×40 毫米毫针,刺入得气后接通电针仪,选择疏密波,留针 30 分钟,隔日 1 次,10 次为 1 个疗程。

三、面针

1. 取穴:肺(图 3-10-3)。

2. 操作:选用 0.25 毫米×13 毫米毫针,斜刺穴位得气后留针 30 分钟左右,留针期间行针 2～3 次,每日 1 次,10 次为 1 个疗程。

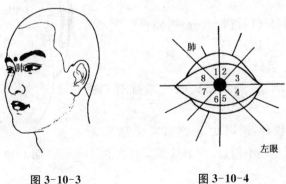

图 3-10-3

图 3-10-4

四、眼针

1. 取穴：肺（图 3-10-4）。

2. 操作：选用 0.30 毫米×13 毫米毫针，平刺得气后留针 20 分钟，隔日 1 次，10 次为 1 个疗程。

五、鼻针

1. 取穴：肺（图 3-10-5）。

2. 操作：选用 0.25 毫米×13 毫米毫针，斜刺穴位得气后留针 20 分钟左右，留针期间行捻转手法 1～2 次，隔日 1 次，10 次为 1 个疗程。

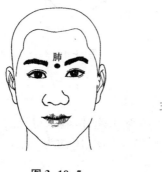

图 3-10-5

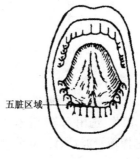

图 3-10-6

六、口针

1. 取穴：五脏区域（图 3-10-6）。

2. 操作：选用 0.30 毫米×25 毫米毫针，斜刺得气后留针 5 分钟，隔日 1 次，10 次为 1 个疗程。

七、舌针

1. 取穴：肺。如久咳气喘加肾（图 3-10-7）。

2. 操作：选用 0.30 毫米×40 毫米毫针，快速点刺不留针，隔日 1 次，10 次为 1

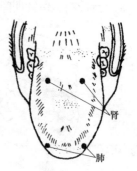

图 3-10-7

个疗程。

八、人中针

1. 取穴：沟 3(图 3-8-5)。

2. 操作：选用 0.35 毫米×25 毫米毫针，向下斜刺得气后留针 20 分钟，隔日 1 次，10 次为 1 个疗程。

九、第二掌骨侧针法

1. 取穴：肺心(图 3-6-7)。

2. 操作：选用 0.30 毫米×40 毫米毫针，直刺得气后留针 20 分钟，每日 1 次，10 次为 1 个疗程。

十、第五掌骨侧针法

1. 取穴：心肺胸(图 3-6-8)。

2. 操作：选用 0.30 毫米×40 毫米毫针，直刺得气后留针 20 分钟，隔日 1 次，10 次为 1 个疗程。

十一、前臂外侧针法

1. 取穴：肺(图 3-9-5)。

2. 操作：选用 0.30 毫米×40 毫米毫针，直刺得气后留针 30 分钟，隔日 1 次，10 次为 1 个疗程。

十二、腕踝针

1. 取穴：上 1、上 2(图 3-10-8)。

2. 操作：选用 0.30 毫米×40 毫米毫针，向上平刺，留针 30 分钟，隔日 1 次，15 次为 1 个疗程。

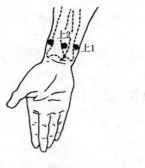

图 3-10-8

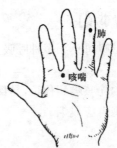

图 3-10-9

十三、手针

1. 取穴:咳喘、肺(图 3-10-9)。

2. 操作:选用 0.30 毫米×25 毫米毫针,直刺得气后留针 10 分钟,隔日 1 次,10 次为 1 个疗程。

十四、足针

1. 取穴:肺(图 3-10-10)。

2. 操作:选用 0.30 毫米×25 毫米毫针,直刺得气后留针 20 分钟,隔日 1 次,10 次为 1 个疗程。

十五、手象针

1. 取穴:手伏脏肺及相应天突穴部位(图 3-10-11)。

2. 操作:选用 0.25 毫米×25 毫米毫针,直刺得气后留针 10 分钟,每日 1 次,10 次为 1 个疗程。

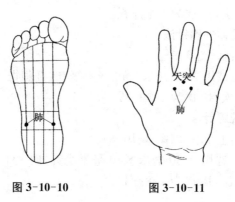

图 3-10-10   图 3-10-11

【注意事项】

(1) 咳嗽可见于多种呼吸系统疾病,治疗时须明确诊断,排除肺部肿瘤。

(2) 内伤咳嗽病程长,易反复,应坚持治疗,重在治本。

(3) 患者应戒烟。

第十一节 呕 吐

呕吐是呕与吐的合称,指胃气上逆,胃内容物从口中吐出而言。有声无物谓之"呕",有物无声谓之"吐"。本病相当于西医学的急性胃炎、贲门痉挛、幽门痉挛、胃神经官能症、胆囊炎等所导致的呕吐。

【病因病机】

1. 实证:风寒暑湿,内犯胃腑;或饮食不节,食积胃腑;或情志不畅,肝郁犯胃。

2. 虚证:思虑过度,脾胃受损;或邪热炽盛,胃阴受损。

【辨证分型】

1. 外邪犯胃:突发呕吐,伴有发热恶寒、头身疼痛等表证。偏寒者,呕吐清水稀涎,畏寒喜暖,苔白,脉迟;偏热者,呕吐酸苦热臭,口渴喜凉,苔黄,脉数。

2. 饮食停滞:呕吐酸腐,脘腹胀满,嗳气厌食,苔厚腻,脉滑实。

3. 肝气犯胃:胸胁胀满,嗳气吞酸,每因情志不畅而呕吐,苔薄,脉弦。

4. 脾胃虚弱:饮食稍有不慎即发呕吐,时作时止,面色无华,少气懒言,纳呆便溏,舌淡苔薄,脉弱。

5. 胃阴不足:呕吐反复发作,呕量不多或干呕,饥不欲食,咽干口燥,舌红少津,脉细数。

【操作技法】

一、耳针

1. 取穴:胃、神门、交感。如脾胃虚弱加脾,肝气犯胃加肝(图

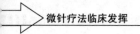

3-11-1)。

2. 操作:选用 0.25 毫米×13 毫米毫针,刺入得气后留针 30 分钟左右;或磁珠穴位埋压 2 天。每周 2～3 次,10 次为 1 个疗程。

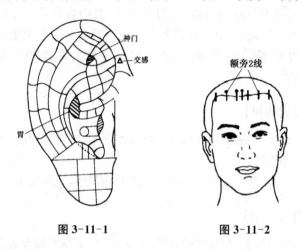

图 3-11-1   图 3-11-2

二、头针

1. 取穴:额旁 2 线(图 3-11-2)。

2. 操作:选用 0.30 毫米×40 毫米毫针,刺入得气后留针 30 分钟,留针期间行快速捻转手法 2～3 次,每周 2～3 次,10 次为 1 个疗程。

三、面针

1. 取穴:胃(图 3-11-3)。

2. 操作:选用 0.25 毫米×13 毫米毫针,斜刺穴位得气后留针 30 分钟左右,留针期间行针 2～3 次;或皮内针埋针 2～3 天。10 次为 1 个疗程。

四、眼针

1. 取穴:中焦、胃。如肝气犯胃配肝(图 3-11-4)。

2. 操作:选用 0.30 毫米×13 毫米毫针,平刺得气后留针 20 分钟,隔日 1 次,10 次为 1 个疗程。

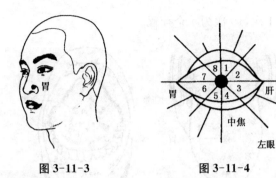

图 3-11-3　　　　　　　　图 3-11-4

五、鼻针

1. 取穴:胃(图 3-11-5)。

2. 操作:选用 0.25 毫米×13 毫米毫针,斜刺穴位得气后留针 20 分钟左右,留针期间行捻转手法 1～2 次,隔日 1 次,10 次为 1 个疗程。

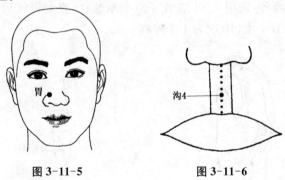

图 3-11-5　　　　　　　　图 3-11-6

六、人中针

1. 取穴:沟 4(图 3-11-6)。

2. 操作:选用 0.35 毫米×25 毫米毫针,向下斜刺后留针 20 分钟,隔日 1 次,15 次为 1 个疗程。

七、舌针

1. 取穴:胃、金津、玉液(图 3-11-7)。

2. 操作:选用 0.30 毫米×40 毫米毫针,斜刺得气后留针 5

分钟,隔日 1 次,15 次为 1 个疗程。

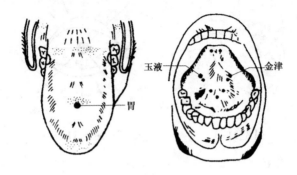

图 3-11-7

八、第二掌骨侧针法

1. 取穴:胃(图 3-11-8)。

2. 操作:选用 0.30 毫米×40 毫米毫针,直刺得气后留针 20 分钟,每日 1 次,10 次为 1 个疗程。

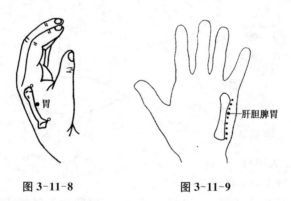

图 3-11-8   图 3-11-9

九、第五掌骨侧针法

1. 取穴:肝胆脾胃(图 3-11-9)。

2. 操作:选用 0.30 毫米×40 毫米毫针,直刺得气后留针 20 分钟,每日 1 次,10 次为 1 个疗程。

十、前臂外侧针法

1. 取穴:胃(图 3-11-10)。

2. 操作:选用 0.30 毫米×40 毫米毫针,直刺得气后留针 30 分钟,隔日 1 次,10 次为 1 个疗程。

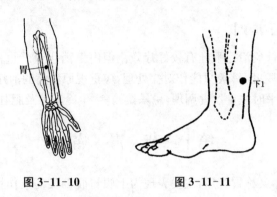

图 3-11-10   图 3-11-11

十一、腕踝针

1. 取穴:下 1(图 3-11-11)。

2. 操作:选用 0.30 毫米×40 毫米毫针,向上平刺,留针 30 分钟,隔日 1 次,10 次为 1 个疗程。

十二、手针

1. 取穴:胃肠、胸(图 3-11-12)。

2. 操作:选用 0.30 毫米×25 毫米毫针,直刺得气后留针 20 分钟,隔日 1 次,10 次为 1 个疗程。

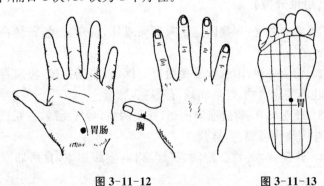

图 3-11-12   图 3-11-13

十三、足针

1. 取穴:胃(图 3-11-13)。

2. 操作:选用 0.30 毫米×25 毫米毫针,直刺得气后留针 20 分钟,隔日 1 次,10 次为 1 个疗程。

【注意事项】

(1) 针灸治疗呕吐有较好疗效。但由上消化道严重梗阻、癌肿引起的呕吐,针灸只能作对症处理,应重视原发病的治疗。

(2) 平时注重饮食调理,忌暴饮暴食、生冷辛辣及肥甘厚味。

第十二节　胃　痛

胃痛,又称胃脘痛,主要表现为上腹胃脘部反复发作性疼痛。由于痛及心窝部,又名胃心痛、心下痛。多见于西医学的胃炎、消化性溃疡、胃神经官能症等疾病。

【病因病机】

1. 实证:外受寒邪或饮食生冷致寒邪犯胃;或暴饮暴食,饮食不洁致食积伤胃;或情志不畅,肝气郁结致肝气犯胃。

2. 虚证:忧思过度,脾胃受损致脾胃虚弱。

【辨证分型】

1. 寒邪犯胃:胃痛因感受寒邪而暴作,畏寒喜暖,苔薄白,脉弦紧。

2. 饮食停滞:因暴饮暴食而胃脘疼痛,胀满拒按,嗳腐吞酸,或呕吐不消化食物,吐后痛减,苔厚腻,脉滑。

3. 肝气犯胃:胃脘胀满而痛,连及两胁,嗳气反酸,喜叹息,情绪不佳则痛作或痛甚,脉弦。

4. 脾胃虚寒:胃痛隐隐,喜暖喜按,空腹加重,食后痛减,劳累、受凉、生冷饮食后发作或加重,舌淡苔白,脉虚弱。

【操作技法】

一、耳针

1. **取穴**:胃、肝、交感、神门(图 3-12-1)。

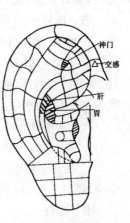

2. **操作**:选用 0.25 毫米×13 毫米毫针,刺入得气后留针 30 分钟左右;或皮内针、磁珠穴位埋压 2～3 天。每周 2～3 次,15 次为 1 个疗程。

二、头针

1. **取穴**:额旁 2 线(图 3-11-2)。

2. **操作**:选用 0.30 毫米×40 毫米毫针,刺入得气后留针 30 分钟,留针期间行快速捻转手法 2～3 次,15 次为 1 个疗程。

图 3-12-1

三、面针

1. **取穴**:胃、肺(图 3-12-2)。

2. **操作**:选用 0.25 毫米×13 毫米毫针,斜刺穴位得气后留针 20 分钟左右,留针期间行针 2～3 次;或皮内针埋针 2～3 天。10 次为 1 个疗程。

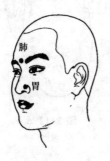

图 3-12-2

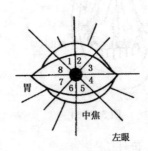

图 3-12-3

四、眼针

1. 取穴:胃、中焦(图 3-12-3)。

2. 操作:选用 0.30 毫米×13 毫米毫针,平刺得气后留针 20 分钟,隔日 1 次,10 次为 1 个疗程。

五、鼻针

1. 取穴:胃(图 3-11-5)。

2. 操作:选用 0.25 毫米×13 毫米毫针,斜刺穴位得气后留针 20 分钟左右,留针期间行轻、慢捻转手法 1～2 次,隔日 1 次,10 次为 1 个疗程。

六、人中针

1. 取穴:沟 4(图 3-11-6)。

2. 操作:选用 0.35 毫米×25 毫米毫针,向下斜刺后留针 20 分钟,隔日 1 次,10 次为 1 个疗程。

七、口针

1. 取穴:消化区域(图 3-12-4)。

2. 操作:选用 0.30 毫米×25 毫米毫针,斜刺得气后留针 10 分钟,隔日 1 次,10 次为 1 个疗程。

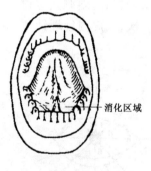

图 3-12-4

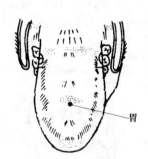

图 3-12-5

八、舌针

1. 取穴:胃(图 3-12-5)。

2. 操作:选用 0.30 毫米×40 毫米毫针,刺入捻转数下,得气后留针 5 分钟,隔日 1 次,15 次为 1 个疗程。

九、第二掌骨侧针法

1. 取穴:胃(图 3-11-8)。

2. 操作:选用 0.30 毫米×40 毫米毫针,直刺得气后留针 20 分钟,每日 1 次,15 次为 1 个疗程。

十、前臂外侧针法

1. 取穴:胃(图 3-11-10)。

2. 操作:选用 0.30 毫米×40 毫米毫针,直刺得气后留针 30 分钟,隔日 1 次,10 次为 1 个疗程。

十一、腕踝针

1. 取穴:下 1(图 3-11-11)。

2. 操作:选用 0.30 毫米×40 毫米毫针,向上平刺,留针 30 分钟,隔日 1 次,15 次为 1 个疗程。

十二、手针

1. 取穴:胃肠(图 3-12-6)。

2. 操作:选用 0.30 毫米×25 毫米毫针,直刺进针,刺激宜强,宜行较快捻转手法,得气后留针 10 分钟,隔日 1 次,10 次为 1 个疗程。

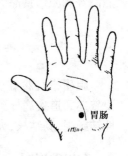

图 3-12-6

十三、足针

1. 取穴:胃、胃肠点。如脾胃虚寒则加脾穴(图 3-12-7)。

2. 操作:选用 0.30 毫米×25 毫米毫针,直刺得气后留针 20 分钟,隔日 1 次,10 次为 1 个疗程。如寒邪犯胃可针后配合艾条温和灸约 10 分钟。

十四、手象针

1. 取穴:桡倒脏和尺倒脏胃(图 3-12-8)。

2. 操作:选用 0.25 毫米×25 毫米毫针,直刺得气后留针 20 分钟,隔日 1 次,10 次为 1 个疗程。

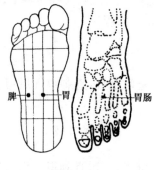

图 3-12-7   图 3-12-8

【注意事项】

（1）胃痛患者首先要明确诊断,如出血、穿孔或肿瘤等症情严重者应综合治疗。

（2）平时饮食要有规律,少食多餐,避免饥饱无度,戒食辛辣、烈酒等刺激性食品。

第十三节　腹　痛

腹痛指脘腹和少腹部的疼痛,可见于多种脏腑疾患,本篇主要叙述肠道疾病导致的腹痛,相当于西医学的急慢性肠炎、溃疡性结肠炎、肠结核、大肠癌等疾病。

【病因病机】

1. 实证:脐腹受寒或饮食生冷,寒邪内积,气机阻滞;或饮食不节,暴饮暴食,食物积滞,腑气不通。

2. 虚证:阳气素弱,脾阳不振,肠腑失于温煦。

【辨证分型】

1. 寒邪内积:腹部冷痛,痛势急暴,喜温怕冷,大便溏薄,四肢欠温,口不渴,舌淡苔白,脉沉紧。

2. 饮食积滞:脘腹胀满,痛处拒按,嗳腐吞酸,恶食,苔腻,脉滑。

3. 脾阳不振:痛势绵绵,时作时止,劳累后易加剧,痛处喜按,大便溏薄,神疲怯冷,舌淡苔薄白,脉沉细。

【操作技法】

一、耳针

1. 取穴:腹、小肠、大肠、交感、神门(图 3-13-1)。

2. 操作:选用 0.25 毫米×13 毫米毫针,刺入得气后留针 30 分钟左右;或皮内针穴位埋压 2～3 天。每周 2～3 次,10 次为 1 个疗程。

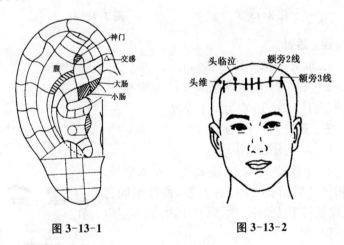

图 3-13-1　　　　　　　　图 3-13-2

二、头针

1. 取穴:额旁 2 线、额旁 3 线(图 3-13-2)。

2. 操作:选用 0.30 毫米×40 毫米毫针,由上往下刺入,得气后留针 45 分钟,留针期间行快速捻转手法 2～3 次,每次行针 2～3 分钟,隔日 1 次,10 次为 1 个疗程。

三、面针

1. 取穴:脐、大肠(图3-13-3)。

2. 操作:选用0.25毫米×13毫米毫针,直刺得气后留针30分钟左右,留针期间行针2~3次,每日1次,10次为1个疗程。

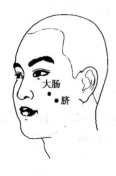

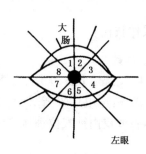

图3-13-3   图3-13-4

四、眼针

1. 取穴:大肠(图3-13-4)。

2. 操作:选用0.30毫米×13毫米毫针,平刺得气后留针20分钟,隔日1次,10次为1个疗程。

五、鼻针

1. 取穴:小肠(图3-13-5)。

2. 操作:选用0.25毫米×13毫米毫针,斜刺得气后留针20分钟左右,留针期间行轻、慢捻转手法2~3次,隔日1次,10次为1个疗程。

六、口针

1. 取穴:消化区域(图3-12-4)。

2. 操作:选用0.30毫米×25毫米毫针,斜刺得气后留针20分钟,隔日1次,10次为1个疗程。

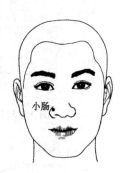

图3-13-5

七、舌针

1. 取穴:大肠、小肠(图 3-13-6)。

2. 操作:选用 0.30 毫米×40 毫米毫针,刺入后捻转数下即出针,隔日 1 次,10 次为 1 个疗程。

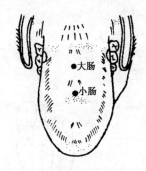

图 3-13-6

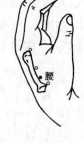

图 3-13-7

八、第二掌骨侧针法

1. 取穴:腰(图 3-13-7)。

2. 操作:选用 0.30 毫米×40 毫米毫针,直刺得气后留针 20 分钟,每日 1 次,10 次为 1 个疗程。

九、第五掌骨侧针法

1. 取穴:肠(图 3-13-8)。

2. 操作:选用 0.30 毫米×40 毫米毫针,直刺得气后留针 20 分钟,每日 1 次,10 次为 1 个疗程。

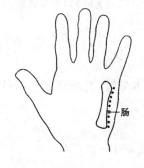

图 3-13-8

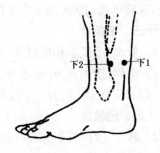

图 3-13-9

十、腕踝针

1. 取穴：下1、下2(图3-13-9)。

2. 操作：选用0.30毫米×40毫米毫针,向上平刺,留针30分钟,隔日1次,10次为1个疗程。

十一、手针

1. 取穴：大肠、三焦(图3-13-10)。

2. 操作：选用0.30毫米×25毫米毫针,直刺得气后留针10分钟,隔日1次,10次为1个疗程。

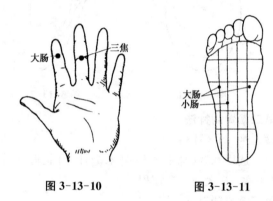

图 3-13-10   图 3-13-11

十二、足针

1. 取穴：大肠、小肠(图3-13-11)。

2. 操作：选用0.30毫米×25毫米毫针,直刺得气后留针20分钟,隔日1次,10次为1个疗程。

十三、手象针

1. 取穴：手伏脏相应脐部(图3-13-12)。

2. 操作：选用0.30毫米×25毫米毫针,直刺得气后留针20分钟,隔日1次,10次为1个疗程。

十四、足象针

1. 取穴：胫倒脏下腹相应部位(图3-13-13)。

2. 操作：选用 0.30 毫米×25 毫米毫针,直刺得气后留针 20 分钟,隔日 1 次,10 次为 1 个疗程。

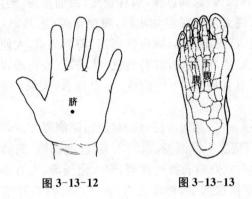

脐

腹

图 3-13-12　　　　　图 3-13-13

【注意事项】

(1) 针灸治疗腹痛有较好疗效,但应明确诊断,在止痛同时,积极治疗原发病。

(2) 急性腹痛应密切观察病情的变化,要考虑急腹症的可能。

第十四节　泄　泻

泄泻亦称"腹泻",是以大便次数增多、便质清稀甚至如水样为主要特征的病证。多见于西医学的急慢性肠炎、胃肠功能紊乱、过敏性肠炎、溃疡性结肠炎、肠结核、肠道激惹综合征等疾病。

【病因病机】

1. 急性泄泻：寒湿、暑热之邪,内犯肠胃,或暴饮暴食,食滞胃肠,致运化传导失常,清浊不分。

2. 慢性泄泻：情志不畅,肝郁乘脾,或思虑劳倦,脾胃受损,或肾阳不振,命门火衰,以致水谷难以熟腐。

【辨证分型】

1. 急性泄泻：起病急骤，病程较短，腹痛拒按，泻后则舒。若寒湿困脾，则大便清稀或如水样，腹痛肠鸣，恶寒，口不渴，苔白滑，脉濡缓；若肠腑湿热，则腹痛即泻，泻下急迫，大便黄褐臭秽，肛门灼热，发热，口渴，舌红苔黄腻，脉濡数；若食滞胃肠，则腹满胀痛，大便臭如败卵，泻后痛减，不思饮食，嗳腐吞酸，苔厚腻，脉滑。

2. 慢性泄泻：起病缓慢，病程较长，隐痛喜按。若肝气郁滞，则泄泻每因情志不畅而发，泄泻不爽，腹痛肠鸣，胸胁痞闷，嗳气食少，苔薄白，脉弦；若脾胃虚弱，则大便溏薄，夹有不消化食物，稍食油腻则便次增多，神疲乏力，舌淡，苔薄白，脉细；若肾阳亏虚，则晨起泄泻，脐腹冷痛，喜暖，形寒肢冷，舌淡胖苔白，脉沉细。

【操作技法】

一、耳针

1. 取穴：大肠、脾、交感。如肾阳亏虚加肾（图3-14-1）。

2. 操作：选用0.25毫米×13毫米毫针，刺入得气后留针30分钟左右；或皮内针、磁珠穴位埋压2～3天。每周2～3次，10次为1个疗程。

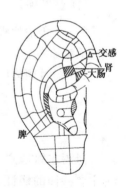

图3-14-1

二、头针

1. 取穴：额旁2线、额旁3线（图3-13-2）。

2. 操作：选用0.30毫米×40毫米毫针，由上往下刺入1寸许，捻转得气后留针30分钟，留针期间行快速捻转手法2～3次，急性患者每日1～2次，慢性患者隔日1次，10次为1个疗程。

三、面针

1. 取穴：脾、小肠（图3-14-2）。

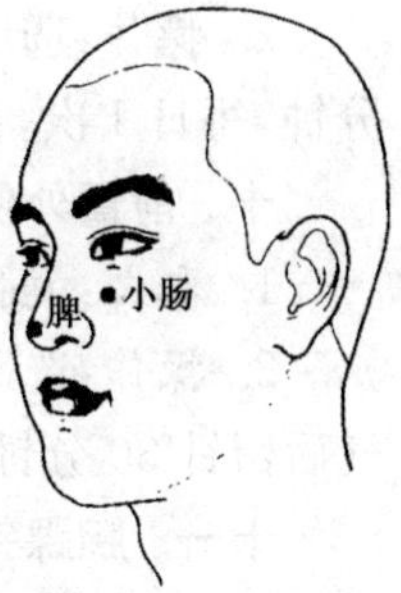

2. 操作:选用 0.25 毫米×13 毫米毫针,斜刺穴位得气后留针 30 分钟左右,留针期间行针 2～3 次;或皮内针埋针 2～3 天。10 次为 1 个疗程。

四、眼针

1. 取穴:大肠(图 3-13-4)。

2. 操作:选用 0.30 毫米×13 毫米毫针,平刺得气后留针 20 分钟,隔日 1 次,10 次为 1 个疗程。

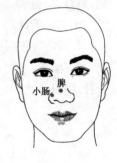

图 3-14-2

五、鼻针

1. 取穴:小肠、脾(图 3-14-3)。

2. 操作:选用 0.25 毫米×13 毫米毫针,斜刺穴位得气后留针 20 分钟左右,留针期间行捻转手法 1～2 次,每日 1 次,5 次为 1 个疗程。

六、口针

1. 取穴:消化区域(图 3-12-4)。

2. 操作:选用 0.30 毫米×25 毫米毫针,斜刺得气后留针 10 分钟,隔日 1 次,10 次为 1 个疗程。

图 3-14-3

七、舌针

1. 取穴:大肠、小肠(图 3-13-6)。

2. 操作:选用 0.30 毫米×40 毫米毫针,快速点刺不留针,隔日 1 次,10 次为 1 个疗程。

八、第二掌骨侧针法

1. 取穴:腰(图 3-13-7)。

2. 操作:选用 0.30 毫米×40 毫米毫针,直刺得气后留针 20 分钟,每日 1 次,10 次为 1 个疗程。

九、第五掌骨侧针法

1. 取穴:肠(图 3-13-8)。

2. 操作:选用 0.30 毫米×40 毫米毫针,直刺得气后留针 20 分钟,每日 1 次,10 次为 1 个疗程。

十、前臂外侧针法

1. 取穴:大肠、脾(图 3-14-4)。

2. 操作:选用 0.30 毫米×40 毫米毫针,直刺得气后留针 30 分钟,隔日 1 次,10 次为 1 个疗程。

十一、腕踝针

1. 取穴:下 1、下 2(图 3-13-9)。

2. 操作:选用 0.30 毫米×40 毫米毫针,向上平刺,留针 30 分钟,隔日 1 次,10 次为 1 个疗程。

十二、手针

1. 取穴:腹泻(图 3-14-5)。

2. 操作:选用 0.30 毫米×25 毫米毫针直刺,得气后留针 10 分钟,隔日 1 次,10 次为 1 个疗程。

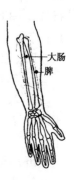

图 3-14-4

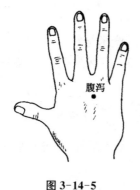

图 3-14-5

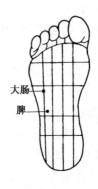

图 3-14-6

十三、足针

1. 取穴:大肠、脾(图 3-14-6)。

2. 操作:选用 0.30 毫米×25 毫米毫针,直刺得气后留针 20 分钟,期间行捻转手法 2~3 次,每日 1 次,10 次为 1 个疗程。

十四、手象针

1. 取穴：手伏脏相应脐部(图3-13-12)。

2. 操作：选用0.25毫米×25毫米毫针,直刺得气后留针20分钟,隔日1次,10次为1个疗程。

【注意事项】

(1) 针灸对急、慢性泄泻都有较好的疗效,若泄泻频繁有严重脱水现象应当采取综合疗法。

(2) 平时注意饮食卫生,忌食生冷、不洁食品。

第十五节　便　秘

便秘是指大便秘结,排便周期或时间延长,或虽有便意但排便困难的病证,可见于多种急慢性疾病中,包括西医学中的功能性便秘、直肠及肛门疾病所致便秘及药物性便秘等。

【病因病机】

1. 实证：饮食厚味,胃肠积热；或情志不畅,肝郁气滞,腑气不通。

2. 虚证：病后、产后或年老体虚,气血两亏,气虚则传送无力,血虚则肠失润下；或脾肾阳虚,阴寒凝结,肠失温煦。

【辨证分型】

1. 胃肠积热：大便干结,腹胀腹痛,面红身热,口干口臭,小便短赤,舌红苔黄燥,脉滑数。

2. 肝郁气滞：大便秘结,欲便不得,腹痛连及两胁,得矢气或便后则舒,嗳气频作,喜叹息,苔薄腻,脉弦。

3. 脾肾阳虚：大便秘结,腹部拘急冷痛,拒按,手足不温,小便清长,舌质淡白,苔白腻,脉沉迟。

4. 气血两亏:虽有便意但排便不畅,或数日不便但腹无所苦,临厕努挣乏力,大便或燥结或并不干硬,心悸气短,面色无华,舌质淡,脉细弱。

【操作技法】

一、耳针

1. 取穴:大肠、直肠、交感。如肝郁气滞加肝,气血两亏加脾(图 3-15-1)。

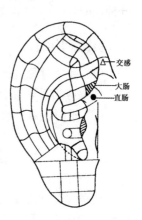

2. 操作:选用 0.25 毫米×13 毫米毫针,刺入得气后留针 30 分钟左右;或皮内针、磁珠穴位埋压 2～3 天。每周 2～3 次,15 次为 1 个疗程。

图 3-15-1

二、头针

1. 取穴:额旁 2 线、额旁 3 线(图 3-13-2)。

2. 操作:选用 0.30 毫米×40 毫米毫针,刺入得气后留针 30 分钟,留针期间行快速捻转手法 2～3 次,每次约 2 分钟,隔日 1 次,15 次为 1 个疗程。

三、面针

1. 取穴:大肠、肝(图 3-15-2)。

2. 操作:选用 0.25 毫米×13 毫米毫针,大肠、肝分别直刺和斜刺进针,得气后留针 30 分钟左右,留针期间行针 2～3 次;或皮内针埋针 2～3 天。10 次为 1 个疗程。

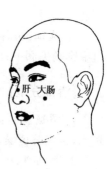

四、眼针

1. 取穴:大肠(图 3-13-4)。

2. 操作:选用 0.30 毫米×13 毫米毫针,平刺得气后留针 20 分钟,隔日 1 次,10 次为 1 个疗程。

图 3-15-2

五、鼻针

1. 取穴:大肠(图 3-15-3)。

2. 操作:选用 0.25 毫米×13 毫米毫针,斜刺穴位得气后留针 20 分钟左右,留针期间行轻、慢捻转手法 1~2 次,隔日 1 次,10次为 1 个疗程。

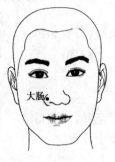

图 3-15-3

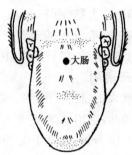

图 3-15-4

六、舌针

1. 取穴:大肠(图 3-15-4)。

2. 操作:选用 0.30 毫米×40 毫米毫针,斜刺得气后即出针,隔日 1 次,15 次为 1 个疗程。

七、腹针

1. 取穴:腰(图 3-15-5)。

2. 操作:选用 0.25 毫米×40 毫米毫针,直刺得气后留针 30 分钟,每隔 5~10 分钟行针 1 次,每周治疗 3次,10 次为 1 个疗程。

八、第二掌骨侧针法

1. 取穴:腰(图 3-13-7)。

2. 操作:选用 0.30 毫米×40 毫米毫针,直刺得气后留针 20 分钟,每日 1 次,15 次为 1 个疗程。

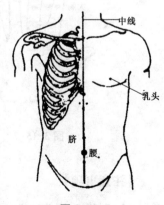

图 3-15-5

九、第五掌骨侧针法

1. 取穴:肠(图 3-13-8)。

2. 操作:选用 0.30 毫米×40 毫米毫针,直刺得气后留针 20 分钟,每日 1 次,15 次为 1 个疗程。

十、前臂外侧针法

1. 取穴:大肠(图 3-15-6)。

2. 操作:选用 0.30 毫米×40 毫米毫针,直刺得气后留针 30 分钟,隔日 1 次,10 次为 1 个疗程。

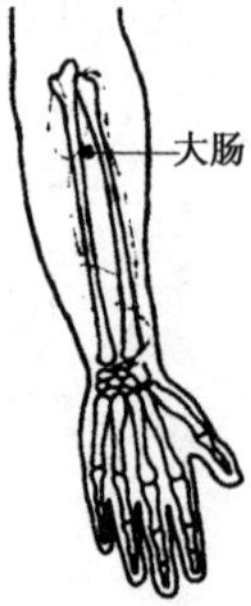

十一、手针

1. 取穴:大肠、三焦(图 3-15-7)。

2. 操作:选用 0.30 毫米×25 毫米毫针,直刺得气后留针 10 分钟,隔日 1 次,10 次为 1 个疗程。

十二、足针

1. 取穴:大肠、肛门(图 3-15-8)。

2. 操作:选用 0.30 毫米×25 毫米毫针,直刺得气后留针 20 分钟,每隔 10 分钟行针 1 次,每日 1 次,10 次为 1 个疗程。

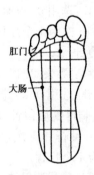

图 3-15-6

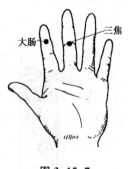

图 3-15-7

图 3-15-8

【注意事项】

(1) 针灸治疗单纯性便秘效果较好,如多次治疗无效则应查明原因。

（2）患者平时应多食蔬菜水果，进行一定的体力活动，加强体育锻炼，养成定时排便习惯。

第十六节　消　渴

消渴以多饮、多食、多尿、乏力、消瘦，或尿有甜味为特征的病证，病变脏腑主要涉及肺、胃、肾，而又以肾为主。其中口渴引饮为上消，多食易饥为中消，饮一溲一为下消。消渴相当于西医学的糖尿病。

【病因病机】

饮食不节，损伤脾胃，内蕴积热，化燥伤津；或情志失调，肝郁化火，消灼阴津；或劳欲过度，肾精亏损，虚火内生，耗伤津液。阴津亏耗为本、燥热偏盛为标是其基本病机。本病迁延日久，可阴损及阳而致阴阳两虚。

【辨证分型】

1. 肺热津伤：烦渴多饮，口干咽燥，尿量频多，大便干结，舌红苔薄黄，脉数。

2. 胃躁津伤：多食善饥，口渴尿多，大便秘结，形体消瘦，舌红苔黄，脉滑实有力。

3. 肾阴亏虚：尿频量多，混如膏脂，腰膝酸软，头晕耳鸣，视物模糊，口干唇燥，失眠心烦，舌红少苔，脉细数。

4. 阴阳两虚：小便频数，饮一溲一，混浊如膏，面色黧黑，耳轮干枯，腰膝酸软，阳痿或月经不调，畏寒怕冷，舌淡苔白，脉沉细无力。

【操作技法】

一、耳针

1. 取穴:胰胆、三焦、内分泌。如上消则加肺,中消加脾,下消加肾(图3-16-1)。

2. 操作:选用0.25毫米×13毫米毫针,刺入得气后留针30分钟左右;或皮内针、磁珠穴位埋压2～3天。每周2～3次,15次为1个疗程。

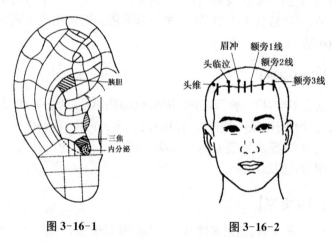

图3-16-1   图3-16-2

二、头针

1. 取穴:额旁1线、额旁2线、额旁3线(图3-16-2)。

2. 操作:选用0.30毫米×40毫米毫针,刺入后行快速捻转手法,得气后留针30分钟,期间行捻转手法2～3次,隔日1次,15次为1个疗程。

三、面针

1. 取穴:肺、肾(图3-16-3)。

2. 操作:选用0.25毫米×13毫米毫针,肺穴、肾穴分别采用斜刺和直刺进针,得气后留针30分钟左右,留针期间行针2～3次,每日1次,10次为1个疗程。

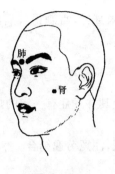

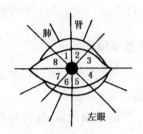

图 3-16-3　　　　　　　图 3-16-4

四、眼针

1. 取穴:肺、肾(图 3-16-4)。

2. 操作:选用 0.30 毫米×13 毫米毫针,平刺得气后留针 20 分钟,隔日 1 次,10 次为 1 个疗程。

五、舌针

1. 取穴:聚泉(图 3-16-5)。

2. 操作:选用 0.30 毫米×40 毫米毫针,刺入后捻转数下即出针,隔日 1 次,10 次为 1 个疗程。

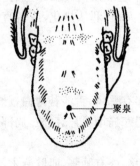

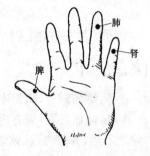

图 3-16-5　　　　　　　图 3-16-6

六、手针

1. 取穴:肺、脾、肾(图 3-16-6)。

2. 操作：选用 0.30 毫米×25 毫米毫针，直刺得气后留针 10 分钟，隔日 1 次，10 次为 1 个疗程。

【注意事项】

（1）针灸治疗消渴，对轻型患者及其并发症有一定的疗效，但须严格消毒，避免感染。

（2）严格控制饮食，保持精神乐观，注意劳逸结合。

第十七节 痹 证

痹证是由风、寒、湿、热等邪引起的以肢体关节及肌肉酸痛、麻木、重着、屈伸不利，甚或关节肿大灼热等为主症的一类病证。多见于西医学的风湿热、风湿性关节炎、类风湿关节炎、骨性关节炎等。

【病因病机】

汗出当风、坐卧湿地、涉水冒雨等，使风寒湿等邪气侵入机体经络，留于关节，导致经脉气血闭阻不通而发病。临床上有行痹、痛痹、着痹之分。若素体阳盛或阴虚火旺，邪从热化，或者直接感受热邪，病邪留注关节，则为热痹。

【辨证分型】

1. 行痹：疼痛游走，痛无定处，伴有恶风，舌淡苔薄白，脉浮。

2. 寒痹：疼痛较剧，痛有定处，遇寒痛增，得热痛减，局部皮色不红，触之不热，苔薄白，脉弦紧。

3. 着痹：肢体关节酸痛，重着不移，或有肿胀，肌肤麻木不仁，阴雨天加重或发作，苔白腻，脉濡缓。

4. 热痹：关节疼痛，局部灼热红肿，痛不可触，关节活动不利，可累及多个关节，发热，口渴烦闷，苔黄燥，脉滑数。

【操作技法】

一、耳针

1. 取穴:相应的患病部位、脾、内分泌、神门(图 3-17-1)。

2. 操作:选用 0.25 毫米×13 毫米毫针,刺入得气后留针 30 分钟左右;或皮内针、磁珠穴位埋压 2～3 天。疼痛剧烈者,相应部位可以放血数滴。每周治疗 2～3 次,15 次为 1 个疗程。

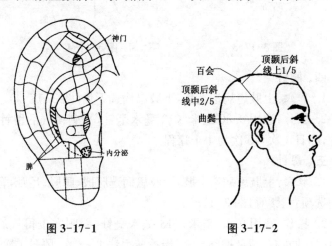

图 3-17-1   图 3-17-2

二、头针

1. 取穴:下肢、脊背患病选用顶颞后斜线上 1/5,上肢患病选用顶颞后斜线中 2/5(图 3-17-2)。

2. 操作:选用 0.30 毫米×40 毫米毫针,刺入得气后留针 30 分钟,留针期间行快速捻转手法 2～3 次,15 次为 1 个疗程。

三、面针

1. 取穴:手、臂、背、股、膝、膝膑、胫、足等患病相应部位(图 3-17-3)。

2. 操作:选用 0.25 毫米×13 毫米毫针,斜刺或直刺穴位得气后留针 30 分钟左右,留针期间行针 2～3 次;或皮内针埋针 2～3 天。15 次为 1 个疗程。

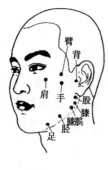

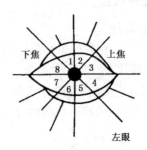

图 3-17-3　　　　　　　　　　图 3-17-4

四、眼针

1. 取穴:上肢患病选上焦,下肢患病选下焦(图 3-17-4)。

2. 操作:选用 0.30 毫米×13 毫米毫针,平刺得气后留针 20 分钟,隔日 1 次,15 次为 1 个疗程。

五、鼻针

1. 取穴:上肢患病选上肢,下肢患病选胯股、膝胫、足趾,脊背患病选项背、腰脊(图 3-17-5)。

2. 操作:选用 0.25 毫米×13 毫米毫针,斜刺穴位得气后留针 20 分钟左右,留针期间行轻、慢捻转手法 1～2 次,隔日 1 次,15 次为 1 个疗程。

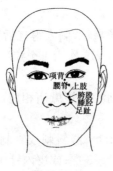

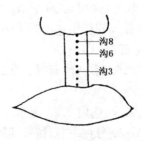

图 3-17-5　　　　　　　　　　图 3-17-6

六、人中针

1. 取穴:上肢患病选沟 3,下肢患病选沟 8,腰脊患病选沟 6(图 3-17-6)。

2. 操作:选用 0.35 毫米×25 毫米毫针,沟 3、沟 8 向下斜刺,沟 6 向上斜刺,得气后留针 20 分钟,隔日 1 次,15 次为 1 个疗程。

七、口针

1. 取穴:上臂、前臂、大腿、膝关节、小腿等患病相应部位(图 3-17-7)。

2. 操作:选用 0.30 毫米×25 毫米毫针,斜刺得气后留针 20 分钟,隔日 1 次,15 次为 1 个疗程。

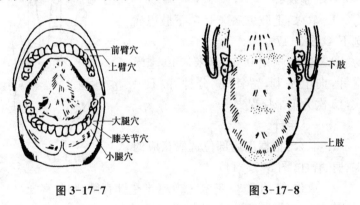

图 3-17-7　　　　　　　　图 3-17-8

八、舌针

1. 取穴:上肢患病选上肢、下肢患病选下肢(图 3-17-8)。

2. 操作:选用 0.30 毫米×40 毫米毫针,斜刺得气后留针 5 分钟,隔日 1 次,15 次为 1 个疗程。

九、前臂外侧针法

1. 取穴:根据患病部位选取相应穴位肩、肘、手、腰、膝、足(图 3-17-9)。

2. 操作:选用 0.30 毫米×40 毫米毫针,直刺得气后留针 30 分钟,隔日 1 次,10 次为 1 个疗程。

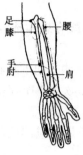

图 3-17-9

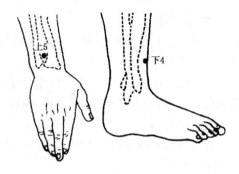

图 3-17-10

十、腕踝针

1. **取穴**：上肢患病选上 5，下肢患病选下 4（图 3-17-10）。

2. **操作**：选用 0.30 毫米×40 毫米毫针，向上平刺，留针 30 分钟，隔日 1 次，15 次为 1 个疗程。

十一、手针

1. **取穴**：根据患病部位选取相应的踝、肩、脊柱（图 3-17-11）。

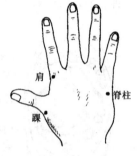

图 3-17-11

2. **操作**：选用 0.30 毫米×25 毫米毫针直刺，刺激宜强，得气后留针 10 分钟，隔日 1 次，10 次为 1 个疗程。

【注意事项】

（1）本病应注意排除骨结核、骨肿瘤，以免延误病情。

（2）患者平时应注意关节的保暖，避免风寒湿邪的侵袭。

第十八节 腰 痛

腰痛是以腰部一侧或两侧疼痛为主要症状的一种病证。西医的风湿病、腰肌劳损、脊椎疾病等所致腰痛，可参照本证施治。

【病因病机】

风、寒、湿等外邪,侵入腰部,导致经脉气血闭阻不通;或肾精亏损,"腰为肾之府",导致腰部经脉失养而发生本病。

【辨证分型】

1. 寒湿腰痛:腰部冷痛重着,转侧不利,静卧不减,阴雨天加重,舌苔白腻,脉沉。

2. 肾虚腰痛:腰痛而酸软,喜按喜揉,足膝无力,遇劳更甚,常反复发作,脉沉细。

【操作技法】

一、耳针

1. 取穴:腰骶椎、肾、神门(图 3-18-1)。

2. 操作:选用 0.25 毫米×13 毫米毫针,刺入后行强刺激法,留针 30 分钟,留针期间运针 3~5 次,并配合患者腰部俯仰、转侧活动,每日 1 次,10 次为 1 个疗程。

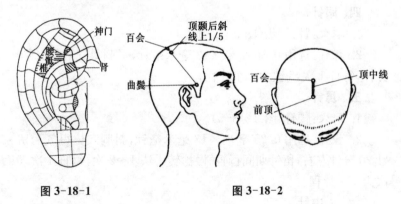

图 3-18-1　　　　　　　　图 3-18-2

二、头针

1. 取穴:顶颞后斜线上 1/5、顶中线(图 3-18-2)。

2. 操作:选用 0.30 毫米×40 毫米毫针,刺入得气后留针 30 分钟,留针期间行快速捻转手法 2～3 次,隔日 1 次,10 次为 1 个疗程。

三、面针

1. 取穴:肾、背(图 3-18-3)。

2. 操作:选用 0.25 毫米×13 毫米毫针,直刺得气后留针 30 分钟左右,留针期间行针 2～3 次,每日 1 次,10 次为 1 个疗程。

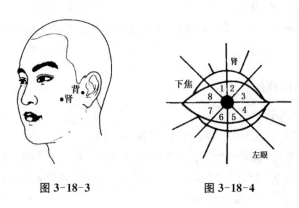

图 3-18-3   图 3-18-4

四、眼针

1. 取穴:肾、下焦(图 3-18-4)。

2. 操作:选用 0.30 毫米×13 毫米毫针,平刺得气后留针 20 分钟,每日 1 次,5 次为 1 个疗程。

五、鼻针

1. 取穴:腰脊(图 3-18-5)。

2. 操作:选用 0.25 毫米×13 毫米毫针,斜刺穴位得气后留针 20 分钟左右,留针期间行轻、慢捻转手法 1～2 次,每日 1 次,5 次为 1 个疗程。

六、人中针

1. 取穴:沟 5(图 3-18-6)。

2. 操作:选用 0.35 毫米×25 毫米毫针,向上斜刺后留针 5

分钟,每日1次,5次为1个疗程。

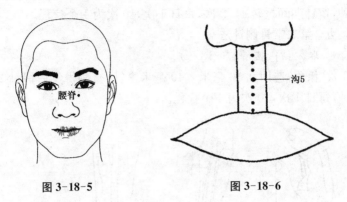

图 3-18-5　　　　　　　　图 3-18-6

七、口针

1. 取穴:腰部区域(图3-18-7)。

2. 操作:选用0.30毫米×25毫米毫针,斜刺得气后留针20分钟,每日1次,5次为1个疗程。

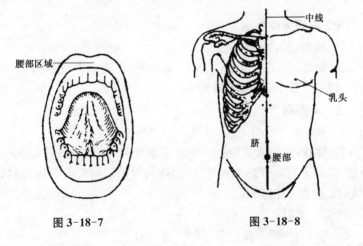

图 3-18-7　　　　　　　　图 3-18-8

八、腹针

1. 取穴:腰部(图3-18-8)。

2. 操作:选用 0.30 毫米×40 毫米毫针,进针得气后留针 30 分钟,留针期间捻转 1~2 次,每日 1 次,10 次为 1 个疗程。

九、第二掌骨侧针法

1. 取穴:肾、腰(图 3-18-9)。

2. 操作:选用 0.30 毫米×40 毫米毫针,直刺得气后留针 20 分钟,每日 1 次,10 次为 1 个疗程。

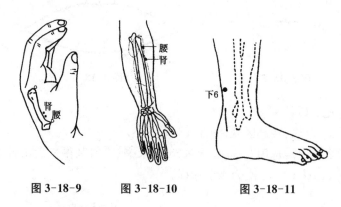

图 3-18-9   图 3-18-10   图 3-18-11

十、前臂外侧针法

1. 取穴:腰、肾(图 3-18-10)。

2. 操作:选用 0.30 毫米×40 毫米毫针,直刺得气后留针 30 分钟,隔日 1 次,10 次为 1 个疗程。

十一、腕踝针

1. 取穴:下 6(图 3-18-11)。

2. 操作:选用 0.30 毫米×40 毫米毫针,贴着皮肤浅层向上行进,以针下有松软感为宜,不可出现得气感,留针 30 分钟,隔日 1 次,10 次为 1 个疗程。

十二、手针

1. 取穴:腰腿、脊柱、肾(图 3-18-12)。

2. 操作:选用 0.30 毫米×25 毫米毫针,直刺进针,刺激宜强,得气后留针 5 分钟,每日 1 次,10 次为 1 个疗程。

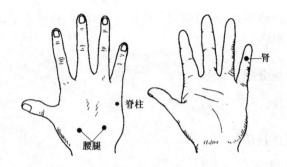

图 3-18-12

十三、足针

1. 取穴:腰痛点、新穴 18
号(图 3-18-13)。

2. 操作:选用 0.30 毫米×
25 毫米毫针,直刺得气后留针
20 分钟,留针期间捻转 1～2
次,每日 1 次,10 次为 1 个
疗程。

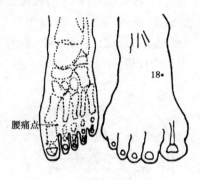

图 3-18-13

【注意事项】

(1) 急性腰扭伤须卧床休息,以助腰部肌肉放松,提高治疗效果。

(2) 平时当劳逸结合、起居有节,注意保暖。

第十九节 腰 腿 痛

腰腿痛主要表现为腰部和下肢的疼痛、功能受限。可见于西
医学的坐骨神经炎、腰椎骨质增生、腰椎间盘突出症等。

【病因病机】

感受风寒湿之邪,或负重劳损,或跌扑外伤,致筋脉受损,气

血瘀滞,经络不畅,不通则痛。或因年老体衰,肝肾不足,筋骨失养,不荣则痛。

【辨证分型】

同"腰痛"。

【操作技法】

一、耳针

1. 取穴:坐骨神经、肾、腰骶椎、神门(图 3-19-1)。

2. 操作:选用 0.25 毫米×13 毫米毫针,刺入得气后留针 30 分钟左右;或皮内针、磁珠穴位埋压 2~3 天。每周 2~3 次,15 次为 1 个疗程。

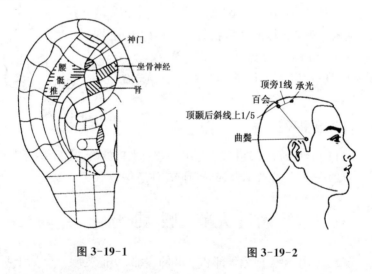

图 3-19-1   图 3-19-2

二、头针

1. 取穴:顶颞后斜线上 1/5、顶旁 1 线(图 3-19-2)。

2. 操作:选用 0.30 毫米×40 毫米毫针,刺入得气后留针 30 分钟,留针期间行快速捻转手法 2~3 次,15 次为 1 个疗程。

三、面针

1. 取穴:背、股、胫(图 3-19-3)。

2. 操作:选用 0.25 毫米×13 毫米毫针,直刺穴位得气后留针 30 分钟左右,留针期间行针 2～3 次;或皮内针埋针 2～3 天。15 次为 1 个疗程。

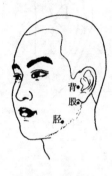

图 3-19-3

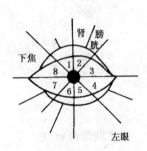

图 3-19-4

四、眼针

1. 取穴:下焦、膀胱、肾(图 3-19-4)。

2. 操作:选用 0.30 毫米×13 毫米毫针,平刺得气后留针 20 分钟,隔日 1 次,15 次为 1 个疗程。

五、口针

1. 取穴:坐骨神经(图 3-19-5)。

2. 操作:选用 0.30 毫米×25 毫米毫针,斜刺得气后留针 20 分钟,隔日 1 次,15 次为 1 个疗程。

六、腹针

1. 取穴:腰部、下肢(图 3-19-6)。

2. 操作:选用 0.30 毫米×40 毫米毫针,直刺得气后留针 30 分钟,留针期间运针 2～3 次,每日 1 次,15 次为 1 个疗程。

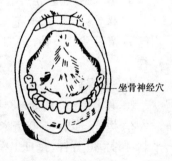

图 3-19-5

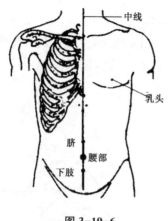

图 3-19-6

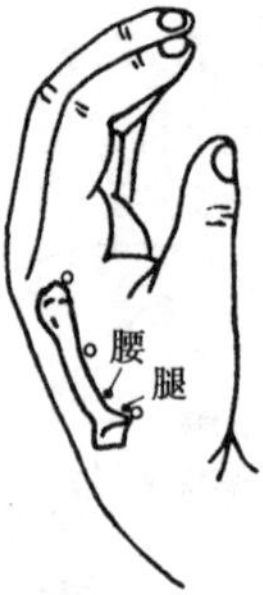

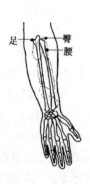

图 3-19-7

七、第二掌骨侧针法

1. 取穴:腰、腿(图 3-19-7)。

2. 操作:选用 0.30 毫米×40 毫米毫针,直刺得气后留针 20 分钟,每日 1 次,15 次为 1 个疗程。

八、前臂外侧针法

1. 取穴:腰、臀、足(图 3-19-8)。

2. 操作:选用 0.30 毫米×40 毫米毫针,直刺得气后留针 30 分钟,隔日 1 次,10 次为 1 个疗程。

九、腕踝针

1. 取穴:下 6(图 3-18-11)。

2. 操作:选用 0.30 毫米×40 毫米毫针,向上平刺,留针 30 分钟,每日 1 次,15 次为 1 个疗程。

图 3-19-8

十、手针

1. 取穴:腰腿(图 3-19-9)。

2. 操作:选用 0.30 毫米×25 毫米毫针,直刺进针,刺激宜强,得气后留针 10 分钟,隔日 1 次,10 次为 1 个疗程。

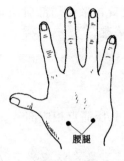

腰腿

图 3-19-9

【注意事项】

（1）本病如因肿瘤、结核等原因引起,应治疗其原发病。腰椎间盘突出症引起者可配合推拿治疗。

（2）急性期应卧床休息。

（3）平时注意保暖、避免受凉,并且可以阔弹力带束腰保护腰部。

第二十节 落 枕

落枕,又称失枕,主要表现为颈项强痛,颈部活动受限。西医学认为,落枕是因各种原因引起颈部一侧的肌肉,如胸锁乳突肌、斜方肌和颈长肌等肌纤维部分撕裂损伤、痉挛所致。

【病因病机】

颈部感受风寒外邪,或睡姿不当,颈部肌肉长时间受到牵拉,或者颈部扭挫,均能致使颈部气血阻滞,经脉闭阻不通而发病。

【临床表现】

一般在晨起后突感一侧颈项强直,不能俯仰转侧,患部酸楚疼痛,或向同侧肩背上臂扩散。局部肌肉痉挛,压痛明显,喜热敷,但无明显局部红肿发热。

【操作技法】

一、耳针

1. 取穴:颈椎、神门、压痛点相应部位(图 3-20-1)。

2. 操作:选用 0.25 毫米×13 毫米毫针,刺入后快速捻针,行强刺激法,留针 30 分钟,期间运针 3～5 次,配合患者颈部活动,每日 1 次。或磁珠、穴位埋压 2～3 天,每日自行按压 3～5 次,每次每穴按压 30～60 秒,同时活动颈部。

二、头针

1. 取穴:顶颞后斜线下 2/5(图 3-4-2)。

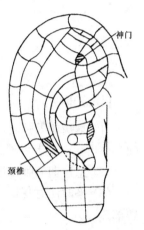

图 3-20-1

2. 操作:选用 0.30 毫米×40 毫米毫针,刺入得气后留针 30 分钟,留针期间行快速捻转手法 2～3 次,每日治疗 1 次,5 次为 1 个疗程。

三、面针

1. 取穴:背、肩(图 3-20-2)。

2. 操作:选用 0.25 毫米×13 毫米毫针,直刺得气后留针 10～30 分钟左右,每日 1～2 次。

四、眼针

1. 取穴:上焦(图 3-4-3)。

2. 操作:选用 0.30 毫米×13 毫米毫针,平刺得气后留针 20 分钟,每日 1 次,5 次为 1 个疗程。

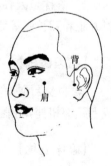

图 3-20-2

五、鼻针

1. 取穴:项背(图3-20-3)。

2. 操作:选用0.25毫米×13毫米毫针,斜刺穴位得气后留针20分钟左右,留针期间行捻转1~2次,每日1次。

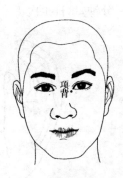

图 3-20-3

六、人中针

1. 取穴:沟2(图3-4-4)。

2. 操作:选用0.35毫米×25毫米毫针,向上斜刺0.3~0.5寸,稍施捻转,留针5分钟或不留针,每日1~2次。

七、口针

1. 取穴:头部区域(图3-3-6)。

2. 操作:选用0.30毫米×25毫米毫针,斜刺得气后留针20分钟,每日1次。

八、腹针

1. 取穴:颈部及后头部(图3-3-8)。

2. 操作:选用0.30毫米×40毫米毫针,直刺得气后留针30分钟,留针期间运针2~3次,每日1次。

九、第二掌骨侧针法

1. 取穴:颈(图3-20-4)。

2. 操作:选用0.30毫米×40毫米毫针,直刺得气后留针20分钟,留针期间行捻转手法1~2次,每日1次。

十、前臂外侧针法

1. 取穴:颈(图3-20-5)。

2. 操作:选用0.30毫米×40毫米毫针,直刺得气后留针30分钟,每日1次。

十一、腕踝针

1. 取穴:上6(图3-20-6)。

2. 操作:选用0.30毫米×40毫米毫针,向上平刺,留针30

分钟,每日 1 次。

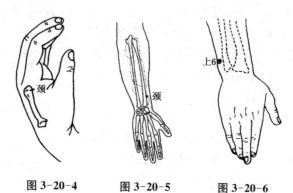

图 3-20-4   图 3-20-5   图 3-20-6

十二、手针

1. **取穴**:颈项、落枕(图 3-20-7)。

2. **操作**:选用 0.30 毫米×25 毫米毫针,直刺行快速捻转、提插强刺激手法,患者同时配合活动颈部,留针 5 分钟,每日 1～2 次。

十三、足针

1. **取穴**:落枕、新穴 20 号(图 3-20-8)。

2. **操作**:选用 0.30 毫米×25 毫米毫针,直刺得气后留针 20 分钟,留针期间行捻转 1～2 次,每日 1 次。

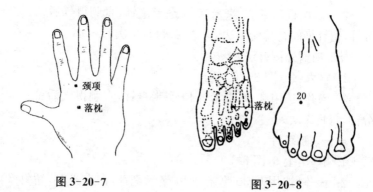

图 3-20-7   图 3-20-8

【注意事项】

(1) 有外伤者需拍 X 线平片排除骨折、脱位等。

(2) 睡眠时枕头高低要合适,并注意保暖。

第二十一节　颈肩综合征

颈肩综合征是以颈椎退行性病变为基础以及由此引起的颈肩部酸麻、胀痛症状的总称。临床表现为颈部、肩部、以至臂肘的肌筋并联发生酸软、痹痛、乏力感及功能障碍等。

【病因病机】

颈部感受风寒,气血凝滞,经络受阻;或体弱年高,气血不足,经络失调,气血凝滞,痹阻不通而发病。

【辨证分型】

1. 气滞血瘀:颈部、肩部,甚至臂肘并联发生酸软、痹痛,疼痛拒按,舌淡或舌黯,脉弦紧。

2. 气血虚弱:颈肩部酸麻、胀痛,劳累后疼痛加重,气短乏力,舌淡胖,脉沉细。

【操作技法】

一、耳针

1. 取穴:皮质下、颈椎、肩、神门(图 3-21-1)。

2. 操作:选用 0.25 毫米×13 毫米毫针,刺入后行捻转手法,中强度刺激,约持续半分钟至 1 分钟。在运

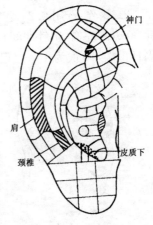

图 3-21-1

用手法的过程中,令患者适量活动肩、颈部,留针 30 分钟左右。或皮内针、磁珠穴位埋压 2～3 天。每周 2～3 次,15 次为 1 个疗程。

二、头针

1. 取穴:顶旁 2 线、顶颞后斜线中 2/5(图 3-21-2)。

2. 操作:选用 0.30 毫米×40 毫米毫针,刺入得气后留针 30 分钟,留针期间行快速捻转手法 2～3 次,隔日 1 次,15 次为 1 个疗程。

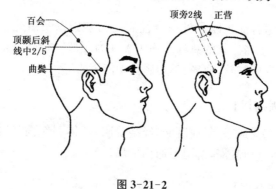

图 3-21-2

三、面针

1. 取穴:背、肩、臂(图 3-21-3)。

2. 操作:选用 0.25 毫米×13 毫米毫针,直刺穴位得气后留针 30 分钟左右,留针期间行针 2～3 次;或皮内针埋针 2～3 天。隔日 1 次,10 次为 1 个疗程。

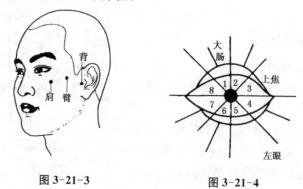

图 3-21-3   图 3-21-4

四、眼针

1. 取穴:上焦、大肠(图 3-21-4)。

2. 操作:选用 0.30 毫米×13 毫米毫针,平刺得气后留针 20 分钟,隔日 1 次,10 次为 1 个疗程。

五、鼻针

1. 取穴:项背、上肢(图 3-21-5)。

2. 操作:选用 0.25 毫米×13 毫米毫针,斜刺得气后留针 20 分钟左右,留针期间行轻、慢捻转手法 1~2 次,隔日 1 次,10 次为 1 个疗程。

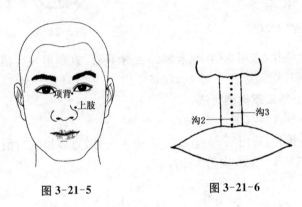

图 3-21-5　　　　　　图 3-21-6

六、人中针

1. 取穴:沟 2、沟 3(图 3-21-6)。

2. 操作:选用 0.35 毫米×25 毫米毫针,向下斜刺留针 20 分钟,隔日 1 次,15 次为 1 个疗程。

七、舌针

1. 取穴:上肢(图 3-21-7)。

2. 操作:选用 0.30 毫米×40 毫米毫针,斜刺得气后留针 5 分钟,隔日 1 次,10 次为 1 个疗程。

八、腹针

1. 取穴:颈部及后头部、肩部(图 3-21-8)。

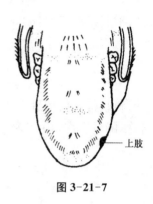

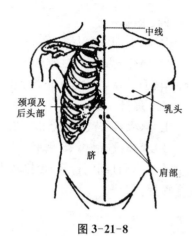

图 3-21-7

图 3-21-8

2. 操作:选用 0.30 毫米×40 毫米毫针,直刺得气后留针 30 分钟,留针期间运针 2~3 次,每日 1 次,15 次为 1 个疗程。

九、第二掌骨侧针法

1. 取穴:颈(图 3-21-9)。

2. 操作:选用 0.30 毫米×40 毫米毫针,直刺得气后留针 20 分钟,隔日 1 次,15 次为 1 个疗程。

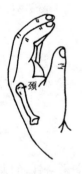

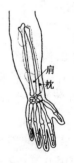

图 3-21-9

图 3-21-10

十、前臂外侧针法

1. 取穴:颈、肩(图 3-21-10)。

2. 操作:选用 0.30 毫米×40 毫米毫针,直刺得气后留针 30 分钟,隔日 1 次,10 次为 1 个疗程。

十一、腕踝针

1. 取穴:上 5、上 6(图 3-21-11)。

2. 操作:选用 0.30 毫米×40 毫米毫针,向上平刺,留针 30 分钟,隔日 1 次,15 次为 1 个疗程。

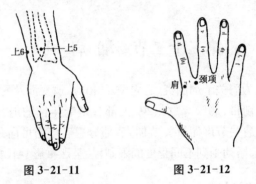

图 3-21-11　　　　　　　图 3-21-12

十二、手针

1. 取穴:颈项、肩(图 3-21-12)。

2. 操作:选用 0.30 毫米×25 毫米毫针,直刺行中、强刺激的快速捻转等手法,留针 20 分钟,隔日 1 次,10 次为 1 个疗程。

十三、手象针

1. 取穴:手伏象项部,桡倒象、尺倒象颈椎(图 3-21-13)。

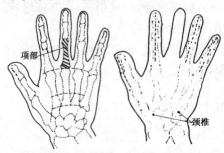

图 3-21-13

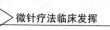

2. 操作:选用 0.25 毫米×25 毫米毫针,直刺得气后留针 20 分钟,隔日 1 次,10 次为 1 个疗程。

【注意事项】

(1) 本病须与肩关节炎、肩关节结核等相鉴别。

(2) 避免长时间固定姿势工作,平时适当锻炼,纠正行坐姿势,可预防复发。

第二十二节 漏 肩 风

漏肩风为肩关节周围炎(肩周炎)的俗称,病变涉及肩关节周围肌肉、肌腱、韧带、筋膜等软组织,大部分是老年性的退行性改变。主要表现为肩关节疼痛及关节僵直,部分患者疼痛可向颈或前臂、手放射,肩部活动受到不同程度的限制,甚至严重影响日常生活。

【病因病机】

1. 实证:风寒外侵,或肩部外伤,导致气血凝滞,脉络不通。

2. 虚证:人过中年,正气渐亏,气血虚弱,营卫失调,致筋肉失养。

【辨证分型】

1. 气滞血瘀:肩部窜痛,疼痛拒按,遇寒痛增,得温痛减,肩部活动受限,舌暗,脉弦紧。

2. 气血虚弱:肩部酸痛,劳累后疼痛加重,肩部活动不利,气短乏力,舌淡胖,脉沉细。

【操作技法】

一、耳针

1. 取穴:肩、皮质下、神门。如气滞血瘀加肝,气血虚弱加脾

（图 3-22-1）。

2. 操作：选用 0.25 毫米×13 毫米毫针，刺入后行中、强度刺激捻转手法，约半分钟至 1 分钟，在运针同时令患者适量活动患肩，留针 30 分钟左右；或皮内针、磁珠穴位埋压 2～3 天。每周 2～3 次，15 次为 1 个疗程。

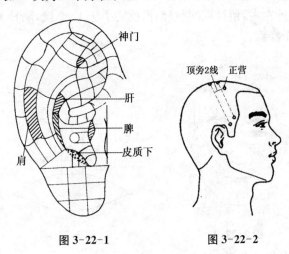

图 3-22-1　　　　　　　图 3-22-2

二、头针

1. 取穴：顶旁 2 线（图 3-22-2）。

2. 操作：选用 0.30 毫米×40 毫米毫针，刺入得气后留针 30 分钟，留针期间行快速捻转手法 2～3 次，每周 3 次，15 次为 1 个疗程。

三、面针

1. 取穴：背、肩、臂（图 3-21-3）。

2. 操作：选用 0.25 毫米×13 毫米毫针，直刺穴位得气后留针 30 分钟左右，留针期间行针 2～3 次；或皮内针埋针 2～3 天。15 次为 1 个疗程。

四、眼针

1. 取穴：上焦、大肠（图 3-21-4）。

2. 操作:选用 0.30 毫米×13 毫米毫针,平刺得气后留针 20 分钟,隔日 1 次,15 次为 1 个疗程。

五、鼻针

1. 取穴:上肢(图 3-22-3)。

2. 操作:选用 0.25 毫米×13 毫米毫针,斜刺穴位得气后留针 20 分钟左右,留针期间行轻、慢捻转手法 1～2 次,隔日 1 次,15 次为 1 个疗程。

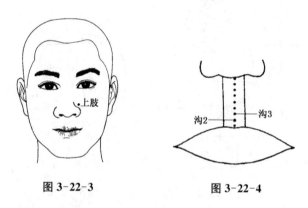

图 3-22-3　　　　　　图 3-22-4

六、人中针

1. 取穴:沟 2、沟 3(图 3-22-4)。

2. 操作:选用 0.35 毫米×25 毫米毫针,向下斜刺,留针 20 分钟,隔日 1 次,15 次为 1 个疗程。

七、舌针

1. 取穴:上肢(图 3-21-7)。

2. 操作:选用 0.30 毫米×40 毫米毫针,斜刺进针,得气后留针 5 分钟,隔日 1 次,15 次为 1 个疗程。

八、腹针

1. 取穴:肩(图 3-22-5)。

2. 操作:选用 0.30 毫米×40 毫米毫针,直刺得气后留针 30 分钟,留针期间运针 2～3 次,每日 1 次,10 次为 1 个疗程。

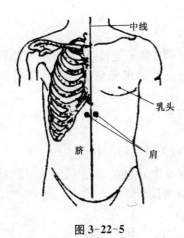

图 3-22-5

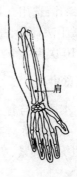

图 3-22-6

九、前臂外侧针法

1. 取穴:肩(图 3-22-6)。

2. 操作:选用 0.30 毫米×40 毫米毫针,直刺得气后留针 30 分钟,隔日 1 次,10 次为 1 个疗程。

十、腕踝针

1. 取穴:根据疼痛部位选用上 5、上 6 或上 4(图 3-22-7)。

2. 操作:选用 0.30 毫米×40 毫米毫针,向上平刺,留针 30 分钟,隔日 1 次,15 次为 1 个疗程。

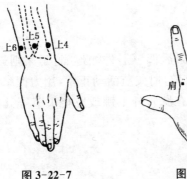

图 3-22-7   图 3-22-8

十一、手针

1. 取穴:肩(图 3-22-8)。

2. 操作:选用 0.30 毫米×25 毫米毫针,直刺行快速捻转、提插强刺激手法,同时患者可配合活动患侧肩部,留针 10 分钟,隔日 1 次,10 次为 1 个疗程。

【注意事项】

(1) 本病须与肩关节炎、肩关节结核等相鉴别。

(2) 功能锻炼对本病的恢复十分重要,对预防肩关节的粘连、肩部软组织的拘紧、挛缩,均有帮助。

第二十三节　肘　劳

肘劳,主要表现为肱骨外上髁和肱桡关节附近局限性疼痛,活动时加重,有时可扩散至前臂、腕部和上臂。多见于西医学的肱骨外上髁炎,俗称"网球肘"。

【病因病机】

本病主要为慢性劳损引起。前臂在反复地旋前、伸腕等动作时,可使肘部的筋脉慢性损伤,迁延日久,气血阻滞,脉络不通,不通则痛。

【临床表现】

起病缓慢,初起劳累后偶感肘外侧疼痛,延久则逐渐加重。疼痛可向上臂及前臂扩散,肘关节活动正常,用力握拳及作前臂旋转动作时疼痛加剧,在肱骨外上髁或肱桡关节等处可找到压痛点。

【操作技法】

一、耳针

1. 取穴:肘、肾上腺、神门(图 3-23-1)。

2. 操作:选用 0.25 毫米×13 毫米毫针,刺入得气后留针 30 分钟左右;或皮内针、磁珠穴位埋压 2～3 天。每周 2～3 次,15 次为 1 个疗程。

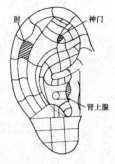

图 3-23-1

二、头针

1. 取穴:顶旁 2 线(图 3-22-2)。

2. 操作:选用 0.30 毫米×40 毫米毫针,刺入得气后留针 30 分钟,留针期间行快速捻转手法 2～3 次,15 次为 1 个疗程。

三、面针

1. 取穴:手、臂(图 3-23-2)。

2. 操作:选用 0.25 毫米×13 毫米毫针,直刺得气后留针 30 分钟左右,留针期间行针 2～3 次,隔日 1 次,15 次为 1 个疗程。

四、眼针

1. 取穴:上焦(图 3-4-3)。

2. 操作:选用 0.30 毫米×13 毫米毫针,平刺得气后留针 20 分钟,隔日 1 次,15 次为 1 个疗程。

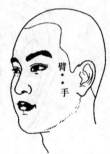

图 3-23-2

五、人中针

1. 取穴:沟 3(图 3-8-5)。

2. 操作:选用 0.35 毫米×25 毫米毫针,向下斜刺后留针 20 分钟,隔日 1 次,15 次为 1 个疗程。

六、口针

1. 取穴:上臂(图 3-23-3)。

2. 操作:选用 0.30 毫米×25 毫米毫针,斜刺得气后留针 20 分钟,隔日 1 次,15 次为 1 个疗程。

七、舌针

1. 取穴:上肢(图 3-21-7)。

2. 操作:选用 0.30 毫米×40 毫米毫针,斜刺得气后留针 5 分钟,隔日 1 次,15 次为 1 个疗程。

八、第二掌骨侧针法

1. 取穴:上肢(图 3-23-4)。

2. 操作:选用 0.30 毫米×40 毫米毫针,直刺得气后留针 20 分钟,每日 1 次,15 次为 1 个疗程。

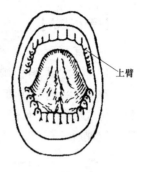

图 3-23-3

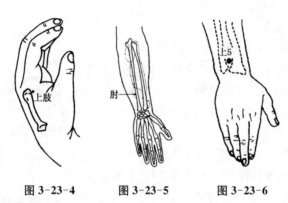

图 3-23-4   图 3-23-5   图 3-23-6

九、前臂外侧针法

1. 取穴:肘(图 3-23-5)。

2. 操作:选用 0.30 毫米×40 毫米毫针,直刺得气后留针 30 分钟,隔日 1 次,10 次为 1 个疗程。

十、腕踝针

1. 取穴:上 5(图 3-23-6)。

2. 操作:选用 0.30 毫米×40 毫米毫针,向上平刺,留针 30

分钟,隔日 1 次,15 次为 1 个疗程。

【注意事项】

(1) 治疗期间患肢应减少活动,避免提重物。

(2) 局部按摩、热敷有助于疾病的恢复。

第二十四节　扭　伤

扭伤,是由躯干或关节附近的韧带及组织,突然受到扭曲或拉扯所造成,常见的扭伤部位有腰、踝、膝、腕、手、肘及肩关节。临床主要症状为局部青紫、肿胀、疼痛,关节功能活动障碍,活动时疼痛加剧等。

【病因病机】

多由剧烈运动或负重、持重时姿势不当,或不慎跌仆、牵拉和过度扭转等原因,引起某一部位的皮肉筋脉受损,以致经络不通,经气运行受阻,瘀血壅滞局部而成。

【辨证分型】

1. 气滞血瘀:局部肿胀,疼痛拒按,活动不利,舌黯或有瘀斑,脉弦涩。

2. 寒湿阻络:多为陈伤,肿胀不甚明显,疼痛每遇天气变化而反复发作,畏风恶寒,苔薄白,脉弦紧。

【操作技法】

一、耳针

1. 取穴:扭伤部位相应敏感点、神门、皮质下、肝(图 3-24-1)。

2. 操作:选用 0.25 毫米×13 毫米毫针,刺入得气后留针 30

分钟左右;或皮内针、磁珠穴位埋压 2～3 天。
每周 2～3 次,10 次为 1 个疗程。

二、头针

1. 取穴:上肢部扭伤,取顶颞前斜线中
2/5、顶颞后斜线中 2/5;腰背、下肢扭伤,取
顶颞前斜线上 1/5、顶颞后斜线上 1/5、顶中
线(图 3-24-2)。

2. 操作:选用 0.30 毫米×40 毫米毫针,
刺入得气后留针 30 分钟,留针期间行快速捻
转手法 2～3 次,10 次为 1 个疗程。

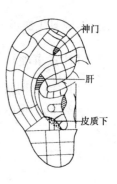

图 3-24-1

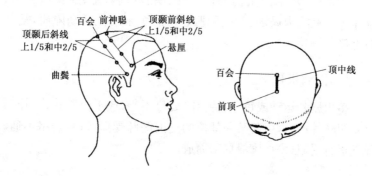

图 3-24-2

三、面针

1. 取穴:根据扭伤部位选取手、臂、背、股、膝、膝膑、胫、足等
(图 3-17-3)。

2. 操作:选用 0.25 毫米×13 毫米毫针,斜刺穴位得气后留
针 30 分钟左右,留针期间行针 2～3 次。每日 1 次,10 次为 1 个
疗程。

四、眼针

1. 取穴:上肢扭伤取上焦;下肢扭伤取下焦;腰部扭伤取肾、
下焦(图 3-24-3)。

2.操作:选用 0.30 毫米×13 毫米毫针,平刺得气后留针 20 分钟,每日 1 次,5 次为 1 个疗程。

五、鼻针

1.取穴:根据扭伤部位选取项背、腰脊、胯股、膝胫等(图 3-24-4)。

2.操作:选用 0.25 毫米×13 毫米毫针,斜刺穴位得气后留针 20 分钟左右,留针期间行轻、慢捻转手法 1~2 次,每日 1 次,5 次为 1 个疗程。

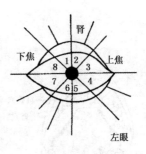

图 3-24-3

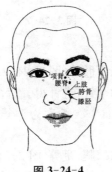

图 3-24-4

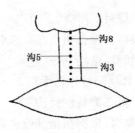

图 3-24-5

六、人中针

1.取穴:腰部扭伤取沟 5,上肢部位扭伤取沟 3,下肢部位扭伤取沟 8(图 3-24-5)。

2.操作:选用 0.35 毫米×25 毫米毫针,沟 3、沟 8 向下斜刺,沟 5 向上斜刺,留针 5 分钟,每日 1 次,5 次为 1 个疗程。

七、口针

1.取穴:根据扭伤部位选取相应穴位如前臂、上臂、膝关节等(图 3-24-6)。

2.操作:选用 0.30 毫米×25 毫米毫针,斜刺得气后留针 20 分钟,每日 1 次,5 次为 1 个疗程。

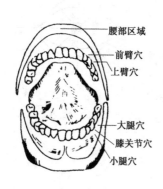

图 3-24-6

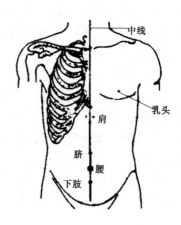

图 3-24-7

八、腹针

1. 取穴：根据扭伤部位选取肩、腰、下肢等（图 3-24-7）。

2. 操作：选用 0.30 毫米×40 毫米毫针，进针得气后留针 30 分钟，留针期间行捻转手法 1～2 次，每日 1 次，5 次为 1 个疗程。

九、第二掌骨侧针法

1. 取穴：根据扭伤部位选取上肢、腰、腿、足等（图 3-24-8）。

2. 操作：选用 0.30 毫米×40 毫米毫针，直刺得气后留针 20 分钟，每日 1 次，5 次为 1 个疗程。

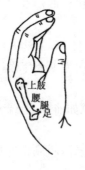

图 3-24-8

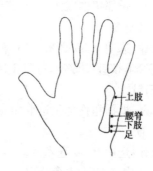

图 3-24-9

十、第五掌骨侧针法

1. 取穴:根据扭伤部位选取上肢、腰脊、下肢、足等(图3-24-9)。

2. 操作:选用0.30毫米×40毫米毫针,直刺得气后留针20分钟,每日1次,5次为1个疗程。

十一、前臂外侧针法

1. 取穴:根据扭伤部位选取肩、肘、腰、膝、手、足等(图3-17-9)。

2. 操作:选用0.30毫米×40毫米毫针,直刺得气后留针30分钟,隔日1次,5次为1个疗程。

十二、手针

1. 取穴:根据扭伤部位选取踝、肩、腰腿、颈项、脊柱等(图3-24-10)。

2. 操作:选用0.30毫米×25毫米毫针,直刺进针,刺激宜强,得气后留针5分钟,每日1次,5次为1个疗程。

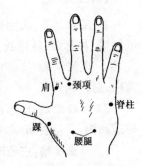

图 3-24-10

【**注意事项**】

(1) 扭伤后适当限制患部活动,有助其恢复。

(2) 平时工作、劳动时要注意姿势正确。

第二十五节 瘾 疹

瘾疹,又称风疹,即为西医学的荨麻疹,主要表现为皮肤上出现瘙痒性风团,发无定处,骤起骤退,消退后不留任何痕迹。

【**病因病机**】

1. 实证:禀赋不耐,卫外不固,风寒、风热之邪客于肌表,营卫失调而发;或胃肠湿热,内不得疏泄,外不得透达,郁于肌肤而发。

2. 虚证:营血不足,虚风内生;或肝郁化火,耗伤阴血,肌肤失养。

【辨证分型】

1. 风热犯表:风团色鲜红,灼热剧痒,遇热加重,发热恶寒,咽喉肿痛,苔薄黄,脉浮数。

2. 风寒束表:皮疹色白,遇风寒加重,得暖则减,恶寒,舌淡苔薄白,脉浮紧。

3. 胃肠湿热:皮疹色红,成块成片,伴脘腹疼痛,恶心呕吐,便秘或腹泻,舌红苔黄腻,脉滑数。

4. 血虚风燥:皮疹时轻时重,病程迁延,午后或夜间加剧,伴心烦寐少,口干,手足心热,舌红少苔,脉细数无力。

【操作技法】

一、耳针

1. 取穴:耳尖、耳中、风溪、内分泌。如胃肠湿热加胃,血虚风燥加肝(图3-25-1)。

2. 操作:耳尖放血3～5滴,余穴选用0.25毫米×13毫米毫针,刺入得气后留针30分钟左右;或皮内针、磁珠穴位埋压2～3天。每周2～3次,15次为1个疗程。

二、眼针

1. 取穴:肺(图3-10-4)。

2. 操作:选用0.30毫米×13毫米毫针,平刺得气后留针20分钟,隔日1

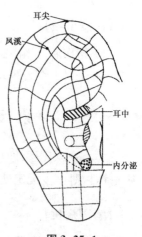

图3-25-1

次,15 次为 1 个疗程。

三、鼻针

1. 取穴:肺(图 3-10-5)。

2. 操作:选用 0.25 毫米×13 毫米毫针,斜刺得气后留针 20 分钟左右,留针期间行轻、慢捻转手法 1～2 次,隔日 1 次,15 次为 1 个疗程。

四、口针

1. 取穴:皮肤区域(图 3-25-2)。

2. 操作:选用 0.30 毫米×25 毫米毫针,斜刺得气后留针 20 分钟,隔日 1 次,15 次为 1 个疗程。

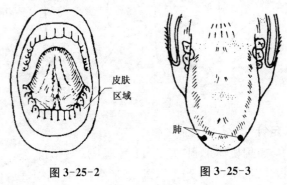

图 3-25-2　　　　　图 3-25-3

五、舌针

1. 取穴:肺(图 3-25-3)。

2. 操作:选用 0.30 毫米×40 毫米毫针,斜刺得气后留针 5 分钟,隔日 1 次,15 次为 1 个疗程。

六、第二掌骨侧针法

1. 取穴:肺心(图 3-6-7)。

2. 操作:选用 0.30 毫米×40 毫米毫针,直刺得气后留针 20 分钟,每日 1 次,15 次为 1 个疗程。

七、腕踝针

1. 取穴:上 1(图 3-6-10)。

2. 操作:选用 0.30 毫米×40 毫米毫针,向上平刺,留针 30 分钟,隔日 1 次,15 次为 1 个疗程。

八、手针

1. 取穴:肺、止痒点(图 3-25-4)。

2. 操作:选用 0.30 毫米×25 毫米毫针,直刺进针,刺激宜强,得气后留针 10 分钟,隔日 1 次,10 次为 1 个疗程。

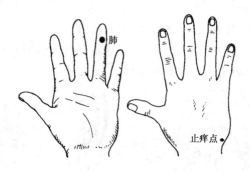

图 3-25-4

九、足针

1. 取穴:扁桃体 1、肺、新穴 11 号(图 3-25-5)。

2. 操作:选用 0.30 毫米×25 毫米毫针,直刺得气后留针 20 分钟,隔日 1 次,10 次为 1 个疗程。

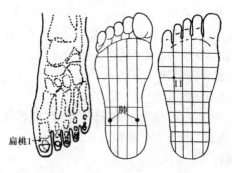

图 3-25-5

【注意事项】

(1) 平时注意避风寒,饮食要禁食辛辣、鱼腥等物。

(2) 加强体育锻炼,增强体质。

第二十六节　皮肤瘙痒症

皮肤瘙痒症,又称痒风,仅以皮肤瘙痒为主,而无原发性皮损,可表现为局部或全身间歇性或持续性瘙痒发作,可继发于糖尿病、甲状腺功能亢进等疾病。

【病因病机】

1. 实证:风寒、风热之邪,着于肌表,营卫不和;或情志失调,肝气郁结,经络受阻。

2. 虚证:血虚生风,或肝肾阴亏,肌肤失于濡养。

【辨证分型】

1. 外邪犯表:发病有明显诱因或与季节有关,瘙痒发生于局部或游走,去除诱因或季节改变后可缓解。

2. 肝气郁结:瘙痒发作与情志有关,全身瘙痒,反复发作,伴胸胁胀痛,急躁易怒或忧郁少言,舌淡苔白,脉弦细。

3. 血虚生风:瘙痒轻微、持续,多发于四肢,伴皮肤干燥,肢体麻木不仁,面色无华,舌淡苔薄而干,脉细涩。

4. 肝肾阴亏:瘙痒持续且剧烈,多发全身,伴腰膝酸软,头晕耳鸣,失眠多梦,口干舌燥,苔少,脉细。

【操作技法】

一、耳针

1. 取穴:肺、耳中、风溪、对屏尖、内分泌(图 3-26-1)。

2. 操作:选用 0.25 毫米×13 毫米毫针,刺入得气后留针 30 分钟左右;或皮内针、磁珠穴位埋压 2～3 天。耳尖则点刺放血 5～10 滴。每周 2～3 次,15 次为 1 个疗程。

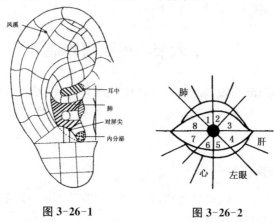

图 3-26-1   图 3-26-2

二、眼针

1. 取穴:心、肝、肺(图 3-26-2)。

2. 操作:选用 0.30 毫米×13 毫米毫针,平刺得气后留针 20 分钟,隔日 1 次,15 次为 1 个疗程。

三、鼻针

1. 取穴:肺(图 3-10-5)。

2. 操作:选用 0.25 毫米×13 毫米毫针,斜刺穴位得气后留针 20 分钟左右,留针期间行轻、慢捻转手法 1～2 次,隔日 1 次,15 次为 1 个疗程。

四、口针

1. 取穴:皮肤区域(图 3-25-2)。

2. 操作:选用 0.30 毫米×25 毫米毫针,斜刺得气后留针 20 分钟,隔日 1 次,15 次为 1 个疗程。

五、舌针

1. 取穴:肺(图 3-25-3)。

2. 操作:选用 0.30 毫米×40 毫米毫针,斜刺得气后留针 5 分钟,隔日 1 次,15 次为 1 个疗程。

六、第二掌骨侧针法

1. 取穴:肺心(图 3-6-7)。

2. 操作:选用 0.30 毫米×40 毫米毫针,直刺得气后留针 20 分钟,每日 1 次,15 次为 1 个疗程。

七、腕踝针

1. 取穴:上 1(图 3-6-10)。

2. 操作:选用 0.30 毫米×40 毫米毫针,向上平刺,留针 30 分钟,隔日 1 次,15 次为 1 个疗程。

八、手针

1. 取穴:肺、止痒点(图 3-25-4)。

2. 操作:选用 0.30 毫米×25 毫米毫针,直刺进针,刺激宜强,得气后留针 10 分钟,隔日 1 次,10 次为 1 个疗程。

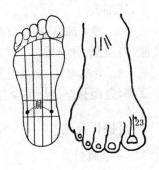

九、足针

1. 取穴:肺、新穴 23 号(图 3-26-3)。

2. 操作:选用 0.30 毫米×25 毫米毫针,直刺得气后留针 20 分钟,隔日 1 次,10 次为 1 个疗程。

图 3-26-3

【注意事项】

(1) 积极治疗原发病。

(2) 平时饮食要有规律,避免刺激性食物。

第二十七节　痤　疮

痤疮,又称青春痘,是由于毛囊及皮脂腺阻塞所引发的一种慢性炎症性皮肤病,好发于面部、颈部、胸背部、肩膀和上臂。临床以白头粉刺、黑头粉刺、炎性丘疹、脓疱、结节、囊肿等为主要表现。

【病因病机】

肺经风热,郁于肌肤;或过食肥甘、油腻、辛辣食物,脾胃蕴热,湿热内生,熏蒸于肌肤而成;或肝气郁结,气血不和,肌肤疏泄失畅。

【辨证分型】

1. 肺经风热:颜面潮红,粉刺焮热、瘙痒,或有脓疱,舌红苔薄黄,脉细数。

2. 脾胃湿热:皮疹红肿瘙痒,常伴有大便不畅,消化不良,腹胀,苔黄腻,脉滑数。

3. 肝气郁结:皮疹反复发作,与月经周期有明显关联,伴胸胁胀痛,急躁易怒或忧郁少言,舌淡苔白,脉弦细。

【操作技法】

一、耳针

1. 取穴:肺、内分泌、肾上腺、面颊、皮质下。如肝气郁结加肝,脾胃湿热加脾(图 3-27-1)。

2. 操作:选用 0.25 毫米×13 毫米毫针,刺入得气后留针 30 分钟左右;或皮内针、磁珠穴位埋压 2～3 天。耳尖可采用三棱针放血 3～5 滴。每周 2～3 次,15 次为 1 个疗程。

二、面针

1. 取穴:大肠(图 3-27-2)。

2. 操作:选用 0.25 毫米×13 毫

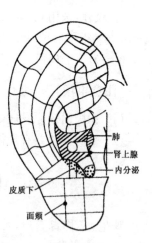

肺
肾上腺
内分泌
皮质下
面颊

图 3-27-1

米毫针,直刺穴位得气后留针 30 分钟左右,留针期间行针 2～3 次;或皮内针埋针 2～3 天。15 次为 1 个疗程。

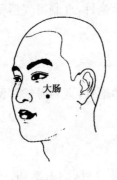

大肠

图 3-27-2

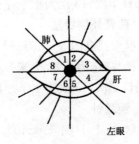

肺

肝

左眼

图 3-27-3

三、眼针

1. 取穴:肝、肺(图 3-27-3)。

2. 操作:选用 0.30 毫米×13 毫米毫针,平刺得气后留针 20 分钟,隔日 1 次,15 次为 1 个疗程。

四、鼻针

1. 取穴:肺(图 3-10-5)。

2. 操作:选用 0.25 毫米×13 毫米毫针,斜刺穴位得气后留针 20 分钟左右,留针期间行轻、慢捻转手法 1～2 次,隔日 1 次,15 次为 1 个疗程。

五、口针

1. 取穴:皮肤区域(图 3-25-2)。

2. 操作:选用 0.30 毫米×25 毫米毫针,斜刺得气后留针 20 分钟,隔日 1 次,15 次为 1 个疗程。

六、舌针

1. 取穴:肺(图 3-25-3)。

2. 操作:选用 0.30 毫米×40 毫米毫针,斜刺得气后留针 5 分钟,隔日 1 次,15 次为 1 个疗程。

七、第二掌骨侧针法

1. 取穴:肺心(图 3-6-7)。

2. 操作:选用 0.30 毫米×40 毫米毫针,直刺得气后留针 20 分钟,每日 1 次,15 次为 1 个疗程。

八、前臂外侧针法

1. 取穴:肺(图 3-9-5)。

2. 操作:选用 0.30 毫米×40 毫米毫针,直刺得气后留针 30 分钟,隔日 1 次,15 次为 1 个疗程。

九、腕踝针

1. 取穴:上 1(图 3-6-10)。

2. 操作:选用 0.30 毫米×40 毫米毫针,向上平刺,留针 30 分钟,隔日 1 次,15 次为 1 个疗程。

【注意事项】

(1) 不要挤压皮疹,注意面部清洁。

(2) 保持愉快的心情和规律的生活,不吸烟,不喝酒,少食辛辣刺激食物。

第二十八节　痔　疮

痔疮是指肛门直肠底部及肛门黏膜的静脉丛发生曲张而形成的一个或多个柔软的静脉团的一种慢性疾病。主要表现为疼痛、便血、瘙痒、痔核脱出等症状。

【病因病机】

1. 实证:过食肥腻、辛辣及饮酒过量,导致湿热蕴结,结聚肛门。

2. 虚证:久泻久痢、大便秘结、久坐久站、负重远行,以及房事过度,思虑太过,导致气虚下陷,血瘀肛肠。

【辨证分型】

1. 湿热下注:肛门灼热疼痛,便血色鲜红,肛内肿物脱出,可自行还纳,舌红苔黄腻,脉滑数。

2. 气虚下陷:肛门坠胀,肛内肿物外脱不能自还,便血色淡,面色少华,少气懒言,舌淡苔白,脉弱。

【操作技法】

一、耳针

1. 取穴:直肠、大肠、肛门、脾(图 3-28-1)。

2. 操作:选用 0.25 毫米×13 毫米毫针,刺入得气后留针 30 分钟左右,每周 2~3 次,15 次为 1 个疗程。

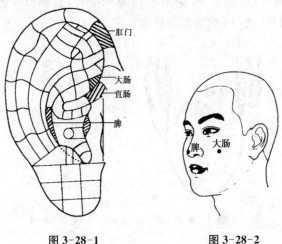

图 3-28-1   图 3-28-2

二、面针

1. 取穴:脾、大肠(图 3-28-2)。

2. 操作:选用 0.25 毫米×13 毫米毫针,脾、大肠分别斜刺和直刺进针,得气后留针 30 分钟左右,留针期间行针 2~3 次,隔日 1 次,15 次为 1 个疗程。

三、眼针

1. 取穴:大肠(图 3-13-4)。

2. 操作:选用 0.30 毫米×13 毫米毫针,平刺得气后留针 20 分钟,隔日 1 次,15 次为 1 个疗程。

四、鼻针

1. 取穴:大肠(图 3-15-3)。

2. 操作:选用 0.25 毫米×13 毫米毫针,斜刺穴位得气后留针 20 分钟左右,留针期间行轻、慢捻转手法 1~2 次,隔日 1 次,15 次为 1 个疗程。

五、舌针

1. 取穴:大肠、阴穴(图 3-28-3)。

2. 操作:选用 0.30 毫米×40 毫米毫针,斜刺得气后留针 5 分钟,隔日 1 次,15 次为 1 个疗程。

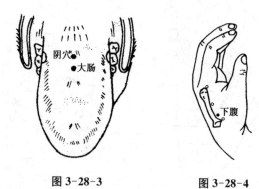

图 3-28-3 图 3-28-4

六、第二掌骨侧针法

1. 取穴:下腹(图 3-28-4)。

2. 操作:选用 0.30 毫米×40 毫米毫针,直刺得气后留针 20 分钟,隔日 1 次,15 次为 1 个疗程。

七、前臂外侧针法

1. 取穴:大肠(图 3-15-6)。

2. 操作:选用 0.30 毫米×40 毫米毫针,直刺得气后留针 30 分钟,隔日 1 次,10 次为 1 个疗程。

八、腕踝针

1. 取穴:下 6(图 3-18-11)。

2. 操作:选用 0.30 毫米×40 毫米毫针,向上平刺,留针 30 分钟,隔日 1 次,15 次为 1 个疗程。

九、手针

1. 取穴:大肠、会阴(图 3-28-5)。

2. 操作:选用 0.30 毫米×25 毫米毫针,直刺刺激宜强,得气后留针 10 分钟,隔日 1 次,10 次为 1 个疗程。

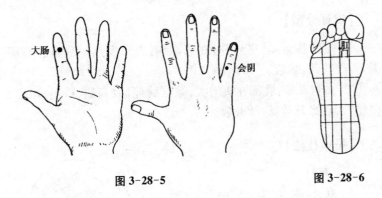

图 3-28-5　　　　　　　　　　图 3-28-6

十、足针

1. 取穴:肛门(图 3-28-6)。

2. 操作:选用 0.30 毫米×25 毫米毫针,直刺得气后留针 20 分钟,隔日 1 次,10 次为 1 个疗程。

【注意事项】

1. 规律生活,每天定时排便,保持大便通畅。

2. 避免辛辣刺激性食物,多吃蔬菜瓜果。

第二十九节　乳　痈

乳痈,主要表现为乳房肿胀、疼痛,局部出现硬块,甚至形成脓肿,可伴有发热、畏寒。相当于西医学的急性单纯性乳腺炎、急性化脓性乳腺炎。

【病因病机】

本病多因哺乳期妇女乳头破损,邪毒外袭,导致乳汁淤积,热毒内盛,甚则肉腐成脓。

【辨证分型】

1. 气滞热盛:乳房红肿、疼痛,兼有畏寒发热,头痛,恶心烦渴,舌红苔薄,脉数。

2. 热炽成脓:乳部肿块增大,焮红跳痛,兼高热、口渴、尿赤、便秘,舌红绛苔黄腻,脉滑数。

【操作技法】

一、耳针

1. 取穴:胸、屏尖、肝、内分泌(图3-29-1)。

2. 操作:选用0.25毫米×13毫米毫针,刺入得气后留针30分钟左右,每周2～3次,15次为1个疗程。

二、头针

1. 取穴:额旁2线(图3-11-2)。

2. 操作:选用0.30毫米×40毫米毫针,刺入得气后留针30分钟,每日1次,15次为1个疗程。

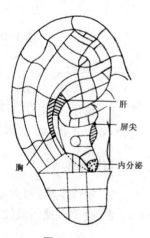

肝

屏尖

内分泌

胸

图 3-29-1

三、面针

1. 取穴:膺乳、肝(图 3-29-2)。

2. 操作:选用 0.25 毫米×13 毫米毫针,
斜刺穴位得气后留针 30 分钟左右,留针期间
行针 2~3 次,隔日 1 次,15 次为 1 个疗程。

四、眼针

1. 取穴:上焦(图 3-4-3)。

2. 操作:选用 0.30 毫米×13 毫米毫针,
平刺得气后留针 20 分钟,隔日 1 次,15 次为
1 个疗程。

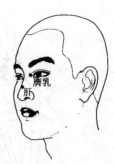

图 3-29-2

五、鼻针

1. 取穴:乳(图 3-29-3)。

2. 操作:选用 0.25 毫米×13 毫米毫针,
斜刺穴位得气后留针 20 分钟左右,留针期间
行轻、慢捻转手法 1~2 次,隔日 1 次,15 次为
1 个疗程。

六、人中针

1. 取穴:沟 4(图 3-11-6)。

2. 操作:选用 0.35 毫米×25 毫米毫针,
向下斜刺后留针 20 分钟,隔日 1 次,15 次为
1 个疗程。

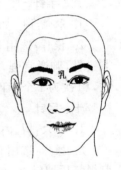

图 3-29-3

七、第二掌骨侧针法

1. 取穴:肺心(图 3-6-7)。

2. 操作:选用 0.30 毫米×40 毫米毫针,直刺得气后留针 20
分钟,每日 1 次,15 次为 1 个疗程。

八、腕踝针

1. 取穴:上 2(图 3-29-4)。

2. 操作:选用 0.30 毫米×40 毫米毫针,向上平刺,留针 30
分钟,隔日 1 次,15 次为 1 个疗程。

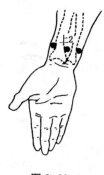

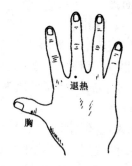

图 3-29-4　　　　　　　图 3-29-5

九、手针

1. 取穴:胸。如有发热加退热穴(图 3-29-5)。

2. 操作:选用 0.30 毫米×25 毫米毫针,直刺进针,刺激宜强,得气后留针 10 分钟,隔日 1 次,10 次为 1 个疗程。

十、足针

1. 取穴:胃、内太冲(图 3-29-6)。

2. 操作:选用 0.30 毫米×25 毫米毫针,直刺得气后留针 20 分钟,隔日 1 次,10 次为 1 个疗程。

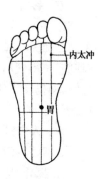

图 3-29-6

【注意事项】

1. 保持乳头清洁,如有乳头皮肤皲裂、擦伤应及时治疗。

2. 合理哺乳,保持乳汁排出通畅。乳汁过多时,可用吸乳器将乳汁吸尽排空,以防淤乳。

第三十节　月经不调

月经不调是指月经的周期、经色、经量、经质出现异常改变,并伴有其他症状,可分为月经先期(经早)、月经后期(经迟)以及月经先后无定期(经乱)。西医学认为月经不调主要由于丘脑下部—垂体—卵巢三者之间的动态关系失衡所致。

【病因病机】

1. 月经先期:情志抑郁,肝郁化火,热扰冲任。

2. 月经后期:寒客胞宫,寒凝血脉;或久病体虚,阴血亏虚。

3. 月经先后无定期:情志抑郁,疏泄不及则后期,气郁化火则先期;或肝肾亏虚,血海空虚则后期,虚火内扰则先期。

【辨证分型】

1. 月经先期:月经周期提前 7 天以上,甚至 10 余天一行。兼见月经量多,色红质黏,夹有小血块,面颊红赤,烦热口干,舌红苔薄黄,脉滑数。

2. 月经后期:月经周期推迟 7 天以上,甚至 40～50 日一潮。若月经量少,色暗有血块,小腹冷痛,得热痛减,畏寒肢冷,苔白,脉沉紧,为寒凝血脉;若月经量少,色淡无块,小腹隐痛,头晕眼花,心悸少寐,面色苍白,舌淡红苔薄白,脉细弱,为阴血亏损。

3. 月经先后无定期:月经或提前或错后,经量或多或少。若兼见月经色紫红有块,经行不畅,胸胁、乳房及小腹胀痛,脘闷不舒,时太息,苔薄白,脉弦,为肝郁;若兼见月经量少,色淡暗,质稀,神疲乏力,腰骶酸痛,面色晦暗,头晕耳鸣,舌淡苔少,脉细弱,为肾虚。

【操作技法】

一、耳针

1. 取穴:肝、肾、内生殖器、内分泌。如气血不足加脾(图 3-30-1)。

2. 操作:选用 0.25 毫米×13 毫米毫针,刺入得气后留针 30

分钟左右;或磁珠穴位埋压 2～3 天。每周 2～3 次,至月经来潮时停止针刺。

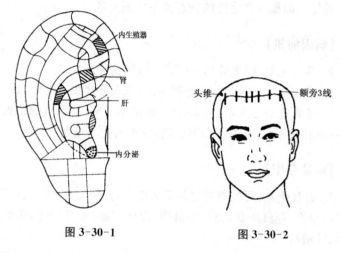

图 3-30-1   图 3-30-2

二、头针

1. 取穴:额旁 3 线(图 3-30-2)。

2. 操作:选用 0.30 毫米×40 毫米毫针,刺入得气后留针 30 分钟,留针期间行快速捻转手法 2～3 次,隔日 1 次,至月经来潮时停止针刺。

三、面针

1. 取穴:肾(图 3-30-3)。

2. 操作:选用 0.25 毫米×13 毫米毫针,直刺得气后留针 30 分钟左右,留针期间行针 2～3 次,隔日 1 次,至月经来潮时停止针刺。

四、眼针

1. 取穴:下焦、肾、肝(图 3-30-4)。

2. 操作:选用 0.30 毫米×13 毫米毫针,平刺得气后留针 20 分钟,隔日 1 次,至月经来潮时停止针刺。

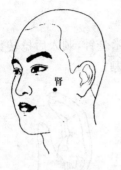

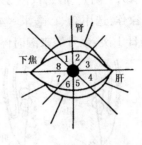

图 3-30-3　　　　　　　　　　图 3-30-4

五、鼻针

1. 取穴:肾、卵巢(图 3-30-5)。

2. 操作:选用 0.25 毫米×13 毫米毫针,斜刺穴位得气后留针 20 分钟左右,留针期间行捻转手法 1～2 次,隔日 1 次,至月经来潮时停止针刺。

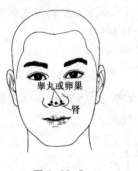

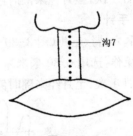

图 3-30-5　　　　　　　　　　图 3-30-6

六、人中针

1. 取穴:沟 7(图 3-30-6)。

2. 操作:选用 0.35 毫米×25 毫米毫针,向下斜刺,得气后留针 20 分钟,隔日 1 次,至月经来潮时停止针刺。

七、舌针

1. 取穴：阴穴、肝、肾(图 3-30-7)。

2. 操作：选用 0.30 毫米×40 毫米毫针，刺入后捻转数下即出针，隔日 1 次，至月经来潮时停止针刺。

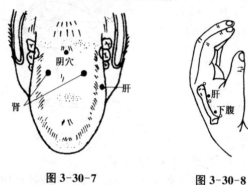

图 3-30-7   图 3-30-8

八、第二掌骨侧针法

1. 取穴：下腹、肝(图 3-30-8)。

2. 操作：选用 0.30 毫米×40 毫米毫针，直刺得气后留针 20 分钟，隔日 1 次，至月经来潮时停止针刺。

九、手针

1. 取穴：肾、三焦(图 3-30-9)。

2. 操作：选用 0.30 毫米×25 毫米毫针，直刺得气后留针 10 分钟，隔日 1 次，至月经来潮时停止针刺。

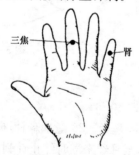

图 3-30-9

【注意事项】

1. 针灸对月经不调有较好的疗效,但生殖系统器质性病变引起的月经不调,应综合治疗。

2. 注意经期卫生,少进生冷饮食,避免精神刺激和过度劳累。

3. 治疗可于经净后 1 周进行,隔日 1 次,直到下次月经来潮为止,一般连续治疗 3 个月经周期。

第三十一节　痛　经

痛经又称"经行腹痛",是指在经期或经行前后,出现周期性小腹疼痛,或痛引腰骶,甚至放射至股前内侧,少数至膝下或腿后部,伴面色苍白,冷汗,手足发冷,甚则晕厥等临床表现的病证,以青年妇女较为多见。

【病因病机】

1. 实证:寒邪外袭,内客胞宫,寒主凝滞,或情志不畅,肝气郁结,以致胞宫气血运行不畅。

2. 虚证:久病伤正,气血亏虚,或禀赋不足,肝肾亏虚,精血不足,以致胞宫失于滋润濡养。

【辨证分型】

1. 寒客胞宫:经前或经期小腹冷痛,得热则舒,经血量少,色紫暗有块,伴形寒肢冷,小便清长,苔白腻,脉沉紧。

2. 气滞血瘀:经前或经期小腹胀痛拒按,胸胁、乳房胀痛,经行不畅,色紫暗,有血块,但排出后痛减,舌紫黯或有瘀斑,脉涩。

3. 气血不足:经期或经后小腹隐痛喜按,且有空坠不适之感,月经量少色淡,质清稀,伴神疲乏力,头晕眼花,心悸气短,舌质淡苔薄,脉细弦。

4. 肝肾不足:经期或经后小腹隐痛喜按,量少,伴头晕耳鸣,腰膝酸软,舌红苔少,脉细。

【操作技法】

一、耳针

1. 取穴:内生殖器、内分泌、神门。如肝郁加肝,肾虚加肾(图3-31-1)。

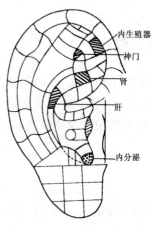

图 3-31-1

2. 操作:选用 0.25 毫米 × 13 毫米毫针,刺入得气后留针 30 分钟左右。或皮内针、磁珠穴位埋压 2~3 天。

二、头针

1. 取穴:额旁 3 线(图 3-30-2)。

2. 操作:选用 0.30 毫米 × 40 毫米毫针,向下刺入得气后留针 30 分钟,留针期间行快速捻转手法 2~3 次,每次行针 2 分钟左右。

三、面针

1. 取穴:肾、肝、子宫膀胱(图3-31-2)。

2. 操作:选用 0.25 毫米×13 毫米毫针,肝、子宫膀胱斜刺,肾直刺,得气后留针 30 分钟左右,留针期间行针 2~3 次。

四、眼针

1. 取穴:下焦、肝(图3-31-3)。

2. 操作:选用 0.30 毫米×13 毫米毫针,平刺得气后留针 20 分钟。

五、鼻针

1. 取穴:肾、肝、卵巢(图3-31-4)。

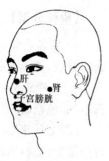

图 3-31-2

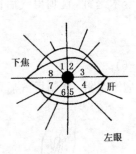

图 3-31-3

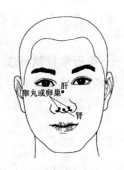

图 3-31-4

2. 操作:选用 0.25 毫米×13 毫米毫针,斜刺穴位得气后留针 20 分钟左右,留针期间行捻转手法 1～2 次。

六、人中针

1. 取穴:沟 7(图 3-30-6)。

2. 操作:选用 0.35 毫米×25 毫米毫针,向下斜刺后留针 20 分钟。

七、口针

1. 取穴:泌尿区域(图 3-31-5)。

2. 操作:选用 0.30 毫米×25 毫米毫针,斜刺得气后留针 20 分钟。

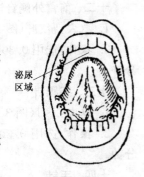

图 3-31-5

八、舌针

1. 取穴:阴穴、肝、肾(图 3-30-7)。

2. 操作:选用 0.30 毫米×40 毫米毫针,刺入后捻转数下即出针。

九、腹针

1. 取穴:腰(图 3-15-5)。

2. 操作:选用 0.25 毫米×40 毫米毫针,直刺得气后留针 30 分钟。

十、第二掌骨侧针法

1. 取穴:下腹、肝(图 3-30-8)。

2. 操作:选用 0.30 毫米×40 毫米毫针,直刺得气后留针 20 分钟。

十一、第五掌骨侧针法

1. 取穴:膀胱生殖器(图 3-31-6)。

2. 操作:选用 0.30 毫米×40 毫米毫针,直刺得气后留针 20 分钟。

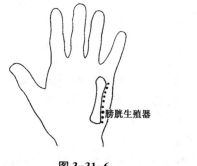

图 3-31-6　　　　　　　图 3-31-7

十二、前臂外侧针法

1. 取穴:肾、肝(图 3-31-7)。

2. 操作:选用 0.30 毫米×40 毫米毫针,直刺得气后留针 30 分钟。

十三、腕踝针

1. 取穴:下 1(图 3-12-6)。

2. 操作:选用 0.30 毫米×40 毫米毫针,向上平刺,留针 30 分钟。

十四、手针

1. 取穴:会阴、肝(图 3-31-8)。

2. 操作:选用 0.30 毫米×25 毫米毫针,直刺得气后留针 20 分钟。

十五、足针

1. 取穴:痛经 1、痛经 2(图 3-31-9)。

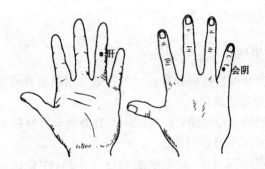

图 3-31-8

2. 操作:选用 0.30 毫米×25 毫米毫针,直刺得气后留针 20 分钟。或艾条温和灸,每穴约 10～15 分钟。

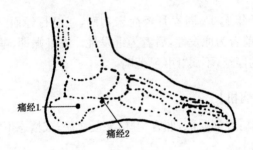

图 3-31-9

十六、手象针

1. 取穴:桡倒脏、尺倒脏子宫(图 3-31-10)。

2. 操作:选用 0.25 毫米×25 毫米毫针,直刺得气后留针 20 分钟。

十七、足象针

1. 取穴:胫倒脏下腹相应部位(图 3-13-13)。

2. 操作:选用 0.30 毫米×25 毫米毫针,

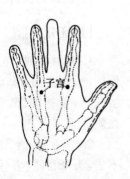

图 3-31-10

直刺得气后留针 20 分钟。

【注意事项】

1. 针灸对原发性痛经有较好的疗效。对继发性痛经应明确诊断,针对原发病治疗。

2. 痛经的治疗时间,以经前 3～5 日开始至月经期末,每日 1 次,连续治疗 3 个月经周期。

3. 注意经期卫生,避免受凉和过食生冷,注意休息和情志舒畅。

第三十二节 经 闭

指女子年逾 18 周岁月经尚未初潮,或已行经而又中断达 3 个月以上,前者为原发性,后者为继发性。在妊娠期、哺乳期和绝经期以后的停经,不属"闭经"范畴。

【病因病机】

1. **实证**:经期受凉,邪客胞脉,寒凝血瘀;或情志不畅,肝气郁结,气滞血瘀。

2. **虚证**:久病伤正,或思虑过度,气血不足,无血以行。

【辨证分型】

1. **胞脉瘀阻**:经闭不行,小腹冷痛,得热痛减,四肢欠温,大便稀溏,苔白润,脉沉紧,为寒凝血瘀;若经闭不行,小腹胀痛,胸胁胀满,精神抑郁,舌紫黯或有瘀点,苔薄白,脉沉弦,为气滞血瘀。

2. **气血不足**:月经周期延后,经量偏少,继而经闭不行,面色不华,头晕目眩,心悸气短,神疲乏力,舌淡边有齿痕,苔薄,脉细无力。

【操作技法】

一、耳针

1. 取穴:内分泌、皮质下、肾、内生殖器。气滞血瘀加肝,气血不足加脾(图 3-32-1)。

2. 操作:选用 0.25 毫米×13 毫米毫针,刺入得气后留针 30 分钟左右;或皮内针、磁珠穴位埋压 2~3 天。每周 2~3 次,10 次为 1 个疗程。

二、头针

1. 取穴:额旁 3 线、顶中线(图 3-32-2)。

2. 操作:选用 0.30 毫米×40 毫米毫针,刺入得气后留针 30 分钟,留针期间行快速捻转手法 2~3 次,每次行针 2 分钟左右,每日 1 次,10 次为 1 个疗程。

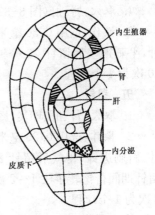

图 3-32-1

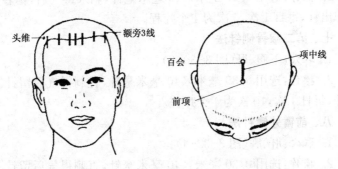

图 3-32-2

三、面针

1. 取穴:肾、肝、子宫膀胱(图 3-31-2)。

2. 操作:选用 0.25 毫米×13 毫米毫针,肝、子宫膀胱斜刺进针,肾直刺进针,得气后留针 30 分钟左右,留针期间行针 2～3次,每日 1 次,10 次为 1 个疗程。

四、眼针

1. 取穴:肾、肝(图 3-32-3)。

2. 操作:选用 0.30 毫米×13 毫米毫针,平刺得气后留针 20 分钟,隔日 1 次,10 次为 1 个疗程。

五、鼻针

1. 取穴:肾、肝、卵巢(图 3-31-4)。

2. 操作:选用 0.25 毫米×13 毫米毫针,斜刺进针,得气后留针 20 分钟左右,留针期间行捻转手法 1～2 次,每日 1 次,5 次为 1 个疗程。

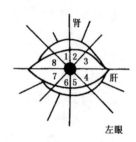

图 3-32-3

六、舌针

1. 取穴:阴穴、肾、肝(图 3-30-7)。

2. 操作:选用 0.30 毫米×40 毫米毫针,刺入得气后,捻转数下即出针,每日 1 次,5 次为 1 个疗程。

七、第二掌骨侧针法

1. 取穴:下腹、肝(图 3-30-8)。

2. 操作:选用 0.30 毫米×40 毫米毫针,直刺得气后留针 20 分钟,每日 1 次,10 次为 1 个疗程。

八、前臂外侧针法

1. 取穴:肝、脾(图 3-32-4)。

2. 操作:选用 0.30 毫米×40 毫米毫针,直刺得气后留针 30 分钟,每日 1 次,10 次为 1 个疗程。

九、手针

1. 取穴:命门、肝(图 3-32-5)。

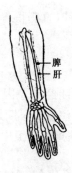

图 3-32-4

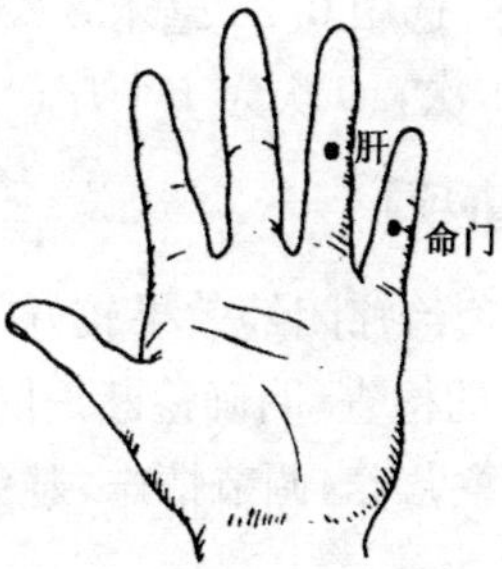

图 3-32-5

2. 操作:选用 0.30 毫米×25 毫米毫针,直刺得气后留针 10 分钟,每日 1 次,10 次为 1 个疗程。

十、足针

1. 取穴:肾、生殖器(图 3-32-6)。

2. 操作:选用 0.30 毫米×25 毫米毫针,直刺得气后留针 20 分钟,每隔 5 分钟行针 1 次,每日 1 次,10 次为 1 个疗程。

十一、手象针

1. 取穴:桡倒脏、尺倒脏子宫,手伏脏相应会阴部(图 3-32-7)。

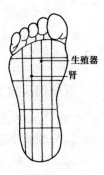

图 3-32-6

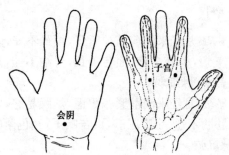

图 3-32-7

235

2. 操作:选用 0.25 毫米×25 毫米毫针,直刺得气后留针 20 分钟,每日 1 次,10 次为 1 个疗程。

【注意事项】

(1) 针灸治疗闭经效果较好。但引起闭经的原因很多,临证需进行必要的检查,明确诊断。同时,还须注意与早期妊娠鉴别。

(2) 注意营养,调节情志,避免劳累,注意经期卫生。

第三十三节 月经前期紧张综合征

月经前期紧张综合征是指妇女在经期前出现一系列精神和体质等方面的症状,如烦躁易怒、精神紧张、神疲乏力、浮肿、腹泻、乳房胀痛等,并随月经来潮而迅速消失的病证。

【病因病机】

1. 气血不足:经血注入冲任,髓海失养,则经行头痛、眩晕;乳络失养,则乳房胀痛;神失所养,则烦躁不安,神疲乏力。

2. 肝气郁结:经前任冲脉气血充盛,肝失濡养,郁滞更甚,则烦躁易怒,焦虑不安,头痛眩晕;乳络不畅,则乳房胀痛;肝旺乘脾,则腹泻。

【辨证分型】

1. 气血不足:月经来潮前精神紧张,烦躁不安,多思善虑,神疲乏力,心悸气短,少寐多梦,面色萎黄,胃纳不佳,月经量少,色淡质稀,舌淡苔薄,脉细弱。

2. 肝气郁结:月经来潮前紧张焦虑,烦躁易怒,乳头胀痛,甚至不能触衣,胁肋不适,小腹胀满,口苦咽干,经色紫暗,或夹有血块,舌质黯,脉沉弦。

【操作技法】

一、耳针

1. 取穴:内分泌、神门、肝、脾(图 3-33-1)。

2. 操作:选用 0.25 毫米×13 毫米毫针,刺入得气后留针 30 分钟左右;或皮内针、磁珠穴位埋压 2～3 天。每周 2～3 次。

二、头针

1. 取穴:额中线、顶中线(图 3-33-2)。

2. 操作:选用 0.30 毫米×40 毫米毫针,刺入得气后留针 30 分钟,留针期间行快速捻转手法 2～3 次,每次 1～2 分钟。也可接通电针仪,采用连续波,留针 20 分钟。隔日 1 次。

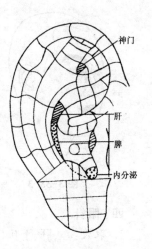

图 3-33-1

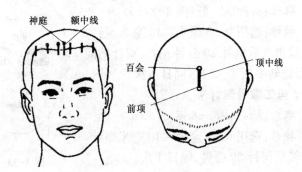

图 3-33-2

三、面针

1. 取穴:心、肝、膺乳(图 3-33-3)。

2. 操作:选用 0.25 毫米×13 毫米毫针,斜刺穴位得气后留针 30 分钟左右,留针期间行针 2～3 次,隔日 1 次。

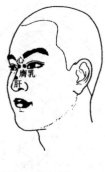

图 3-33-3

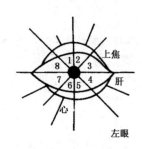

图 3-33-4

四、眼针

1. 取穴:心、肝、上焦(图 3-33-4)。

2. 操作:选用 0.30 毫米×13 毫米毫针,平刺得气后留针 20 分钟,隔日 1 次。

五、鼻针

1. 取穴:头面、心、肝(图 3-33-5)。

2. 操作:选用 0.25 毫米×13 毫米毫针,斜刺穴位得气后留针 20 分钟左右,留针期间行轻、慢捻转手法 1～2 次,隔日 1 次。

六、第二掌骨侧针法

1. 取穴:肺心(图 3-6-7)。

2. 操作:选用 0.30 毫米×40 毫米毫针,直刺得气后留针 20 分钟,隔日 1 次。

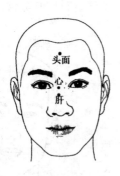

图 3-33-5

七、第五掌骨侧针法

1. 取穴:肝胆脾胃(图 3-11-9)。

2. 操作:选用 0.30 毫米×40 毫米毫针,直刺得气后留针 20 分钟,隔日 1 次。

八、前臂外侧针法

1. 取穴:肝、心(图 3-7-9)。

2. 操作:选用 0.30 毫米×40 毫米毫针,直刺得气后留针 30 分钟,隔日 1 次。

九、腕踝针

1. 取穴:上 1(图 3-6-10)。

2. 操作:选用 0.30 毫米×40 毫米毫针,向上平刺,留针 30 分钟,隔日 1 次。

十、足针

1. 取穴:内太冲、安眠、心(图 3-33-6)。

2. 操作:选用 0.30 毫米×25 毫米毫针,直刺得气后留针 20 分钟,隔日 1 次。

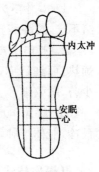

图 3-33-6

【注意事项】

(1) 针灸对本病有较好疗效,一般多于经前 1~2 周症状尚未出现时开始治疗,至月经来潮时结束治疗。

(2) 经前少吃甜食及动物脂肪,少饮含咖啡的饮料,放松心情,适当增加户外运动。

第三十四节　绝经前后诸症

绝经前后诸症是指妇女在绝经期前后,出现经行紊乱,伴见神志不宁,烦躁易怒,潮热汗出,头晕耳鸣,失眠健忘,心悸,浮肿等临床表现的病证。相当于西医学的更年期综合征。

【病因病机】

1. 肾阴亏虚:肾阴不足,水不涵木,肝阳上亢;或肾阴不足,心火独炽,心肾不交。

2. 肾阳虚弱:肾阳不足,不能温煦脾土,致脾肾阳虚。

【辨证分型】

1. 心肾不交:月经紊乱,潮热盗汗,五心烦热,心悸,失眠,情绪不宁,腰膝酸软,头晕耳鸣,舌红少苔,脉细数。

2. 肝阳上亢:经行紊乱,头晕目眩,心烦易怒,潮热汗出,五心烦热,面红目赤,腰膝酸软,咽燥口干,小便短赤,大便干燥,舌红少苔,脉弦细。

3. 脾肾阳虚:经行紊乱,情绪不稳,面色晦暗,神疲乏力,形寒肢冷,肢体浮肿,纳差腹胀,大便溏薄,舌淡苔薄,脉沉细。

【操作技法】

一、耳针

1. 取穴:内生殖器、内分泌、神门。肾虚加肾,肝郁加肝,盗汗加交感(图 3-34-1)。

2. 操作:选用 0.25 毫米×13 毫米毫针,刺入得气后留针 30 分钟左右。或皮内针、磁珠穴位埋压 2～3天。每周 2～3 次,10 次为 1 个疗程。

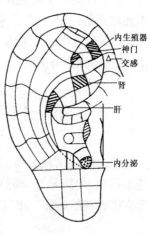

图 3-34-1

二、头针

1. 取穴:额中线、额旁 3 线、顶中线(图 3-34-2)。

2. 操作:选用 0.30 毫米×40 毫米毫针,刺入得气后留针 45 分钟,留针期间行快速捻转手法 2～3 次,隔日 1 次,10 次为 1 个疗程。

三、面针

1. 取穴:肾、心、子宫膀胱(图 3-34-3)。

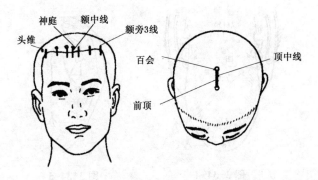

图 3-34-2

2. 操作:选用 0.25 毫米×13 毫米毫针,肾穴直刺进针,心和子宫穴斜刺进针,得气后留针 30 分钟左右,留针期间行针 2～3 次;或皮内针埋针 2～3 天。每日 1 次,5 次为 1 个疗程。

四、眼针

1. 取穴:肾、下焦(图 3-18-4)。

2. 操作:选用 0.30 毫米×13 毫米毫针,平刺得气后留针 20 分钟,隔日 1 次,10 次为 1 个疗程。

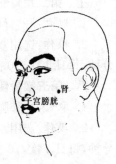

图 3-34-3

五、鼻针

1. 取穴:肾、卵巢(图 3-30-5)。

2. 操作:选用 0.25 毫米×13 毫米毫针,斜刺穴位得气后留针 20 分钟左右,留针期间行轻刺激捻转手法 1～2 次,隔日 1 次,10 次为 1 个疗程。

六、舌针

1. 取穴:阴穴、肾、心(图 3-34-4)。

2. 操作:选用 0.30 毫米×40 毫米毫针,快速点刺,隔日 1 次,10 次为 1 个疗程。

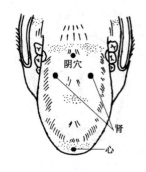

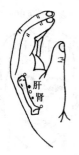

图 3-34-4　　　　　　　图 3-34-5

七、第二掌骨侧针法

1. 取穴:肝、肾(图 3-34-5)。

2. 操作:选用 0.30 毫米×40 毫米毫针,直刺得气后留针 20 分钟,每日 1 次,10 次为 1 个疗程。

八、第五掌骨侧针法

1. 取穴:心肺胸、肾(图 3-34-6)。

2. 操作:选用 0.30 毫米×40 毫米毫针,直刺得气后留针 20 分钟,每日 1 次,10 次为 1 个疗程。

九、手针

1. 取穴:肾、肝(图 3-34-7)。

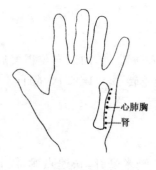

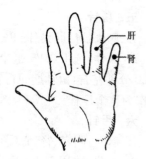

图 3-34-6　　　　　　　图 3-34-7

2. 操作:选用 0.30 毫米×25 毫米毫针,直刺得气后留针 10 分钟,隔日 1 次,10 次为 1 个疗程。

十、足针

1. 取穴:肾、肝、心(图 3-34-8)。

2. 操作:选用 0.30 毫米×25 毫米毫针,直刺得气后留针 20 分钟,留针期间行针 2～3 次,隔日 1 次,10 次为 1 个疗程。

十一、手象针

1. 取穴:桡倒脏、尺倒脏子宫,手伏脏相应会阴部(图 3-32-8)。

2. 操作:选用 0.25 毫米×25 毫米毫针,直刺得气后留针 20 分钟,隔日 1 次,10 次为 1 个疗程。

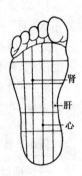

图 3-34-8

【注意事项】

(1) 治疗期间应配合精神疏导,以提高针灸治疗本病的疗效。

(2) 生活应有规律,注意劳逸结合,保持乐观心态,适当加强身体锻炼和户外活动。

第三十五节　阳　痿

阳痿指男子在青壮年时期,出现性生活中阴茎不能勃起或勃起不坚,影响正常性生活的病证,属男子性功能障碍之一。器质性为任何时候都不能勃起,而精神心理因素往往在性生活时不能勃起。

【病因病机】

1. 实证:嗜食肥甘,酿湿生热,湿热下注,宗筋弛纵。

2. 虚证:思虑过度,心脾两虚,宗筋失养;或恣情纵欲,命门火衰,无力鼓动。

【辨证分型】

1. 湿热下注:阴茎勃起不坚,阴囊潮湿、臊臭,下肢酸重,小便黄赤,余沥不尽,舌红苔黄腻,脉沉滑数。

2. 心脾两虚:阴茎勃起困难,面色萎黄,食欲不振,精神倦怠,失眠健忘,胆怯多疑,心悸自汗,舌淡苔薄白,脉细弱。

3. 命门火衰:阴茎勃起困难,面色淡白,腰膝酸软,头晕目眩,精神萎靡,畏寒肢冷,耳鸣,舌淡苔白,脉沉细。

【操作技法】

一、耳针

1. 取穴:肝、外生殖器、内生殖器、皮质下。命门火衰配肾,湿热下注配脾(图3-35-1)。

2. 操作:选用0.25毫米×13毫米毫针,刺入得气后留针30分钟左右;或皮内针、磁珠穴位埋压2～3天。每周2～3次,15次为1个疗程。

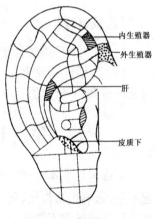

图 3-35-1

内生殖器
外生殖器
肝
皮质下

二、头针

1. 取穴:额旁3线、顶中线(图3-32-2)。

2. 操作:选用0.30毫米×40毫米毫针,刺入得气后留针30分钟,留针期间行快速捻转手法2～3次,隔日1次,15次为1个疗程。

三、眼针

1. 取穴:下焦、肾(图3-18-4)。

2. 操作:选用0.30毫米×13毫米毫针,平刺得气后留针20分钟,隔日1次,15次为1个疗程。

四、鼻针

1. 取穴:肾、睾丸(图 3-30-5)。

2. 操作:选用 0.25 毫米×13 毫米毫针,肾穴直刺进针,睾丸穴斜刺进针,得气后留针 20 分钟左右,留针期间行轻、慢捻转手法 1~2 次,隔日 1 次,15 次为 1 个疗程。

五、口针

1. 取穴:泌尿区域(图 3-31-5)。

2. 操作:选用 0.30 毫米×25 毫米毫针,刺入后留针 10 分钟,隔日 1 次,10 次为 1 个疗程。

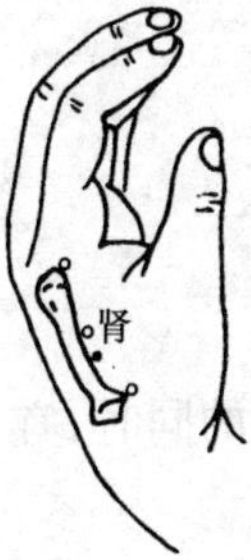

六、第二掌骨侧针法

1. 取穴:肾(图 3-35-2)。

2. 操作:选用 0.30 毫米×40 毫米毫针,直刺得气后留针 20 分钟,每日 1 次,15 次为 1 个疗程。

七、前臂外侧针法

1. 取穴:肾、腰(图 3-18-10)。

2. 操作:选用 0.30 毫米×40 毫米毫针,直刺得气后留针 30 分钟,隔日 1 次,10 次为 1 个疗程。

图 3-35-2

八、手针

1. 取穴:命门、肾(图 3-35-3)。

2. 操作:选用 0.30 毫米×25 毫米毫针,直刺得气后留针 10 分钟,隔日 1 次,15 次为 1 个疗程。

九、足针

1. 取穴:肾、生殖器(图 3-32-7)。

2. 操作:选用 0.30 毫米×25 毫米毫针,直刺得气后留针 20 分钟,隔日 1 次,10 次为 1 个疗程。

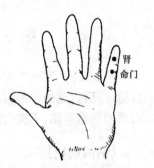

图 3-35-3

十、手象针

1. 取穴:手伏脏相应会阴部(图 3-35-4)。

2. 操作:选用 0.25 毫米×25 毫米毫针,直刺得气后留针 20 分钟,隔日 1 次,10 次为 1 个疗程。

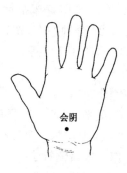

会阴

图 3-35-4

【注意事项】

1. 针灸对本病有一定的疗效,如属功能性,在治疗的同时,宜予以精神疏导,心理安慰,消除患者紧张焦虑心情。

2. 治疗期间宜停止房事。

第三十六节　遗　尿

遗尿又称"尿床""夜尿症",是指 5 岁以上的小儿睡眠中小便自遗,醒后方觉的一种病证。如因临睡前饮水过多或过度疲劳而出现的偶然遗尿,不属病态。

【病因病机】

尿液的排泄主要与肾的固藏及膀胱的开合功能有关。患儿禀赋不足,肾气亏虚,则膀胱约束无权而致遗尿。

【临床表现】

睡中尿床,数夜或每夜一次,甚至一夜数次。部分患儿可兼见面色㿠白,精神不振,小便较频,纳呆,消瘦,舌淡,脉沉细。

【操作技法】

一、耳针

1. 取穴:膀胱、肾、缘中(图3-36-1)。

2. 操作:选用0.25毫米×13毫米毫针,刺入得气后留针15分钟左右;或皮内针、磁珠穴位埋压2～3天。每周2～3次,10次为1个疗程。

二、头针

1. 取穴:顶中线、额旁3线(图3-32-2)。

2. 操作:选用0.30毫米×40毫米毫针,刺入得气后留针15分钟,留针期间行快速捻转手法2～3次,每次行针1～2分钟,隔日1次,10次为1个疗程。

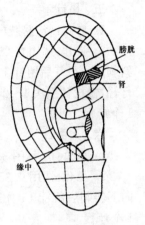

图 3-36-1

三、面针

1. 取穴:肾、子宫膀胱(图3-36-2)。

2. 操作:选用0.25毫米×13毫米毫针,肾穴直刺进针,子宫膀胱穴斜刺进针,得气后留针15分钟左右,留针期间行针2～3次,10次为1个疗程。

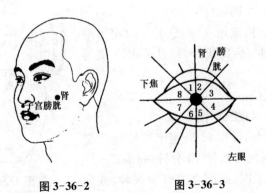

图 3-36-2　　　　图 3-36-3

四、眼针

1. 取穴：下焦、肾、膀胱(图3-36-3)。

2. 操作：选用0.30毫米×13毫米毫针，平刺得气后留针15分钟，隔日1次，10次为1个疗程。

五、鼻针

1. 取穴：肾、膀胱(图3-36-4)。

2. 操作：选用0.25毫米×13毫米毫针，斜刺穴位得气后留针15分钟左右，留针期间行轻、慢捻转手法1~2次，隔日1次，10次为1个疗程。

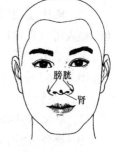

图3-36-4

六、人中针

1. 取穴：沟7(图3-30-6)。

2. 操作：选用0.35毫米×25毫米毫针，向下斜刺后留针15分钟，隔日1次，10次为1个疗程。

七、口针

1. 取穴：泌尿区域(图3-31-5)。

2. 操作：选用0.30毫米×25毫米毫针，斜刺得气后留针5分钟，每日1次，5次为1疗程。

八、舌针

1. 取穴：膀胱(图3-36-5)。

2. 操作：选用0.30毫米×40毫米毫针，斜刺得气后即出针，每日1次，5次为1个疗程。

九、腹针

1. 取穴：腰部(图3-18-8)。

2. 操作：选用0.25毫米×40毫米毫针，直刺得气后留针20分钟，每隔5~10分钟行针1次，或配合温针灸3壮，或配

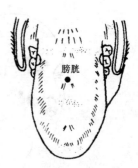

图3-36-5

合温和灸 10~15 分钟,隔日 1 次,10 次为 1 个疗程。

十、第二掌骨侧针法

1. 取穴:肾(图 3-35-2)。

2. 操作:选用 0.30 毫米×40 毫米毫针,直刺得气后留针 15 分钟,隔日 1 次,10 次为 1 个疗程。

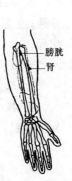

十一、前臂外侧针法

1. 取穴:肾、膀胱(图 3-36-6)。

2. 操作:选用 0.30 毫米×40 毫米毫针,直刺得气后留针 15 分钟,隔日 1 次,10 次为 1 个疗程。

十二、腕踝针

图 3-36-6

1. 取穴:下 1(图 3-12-6)。

2. 操作:选用 0.30 毫米×40 毫米毫针,向上平刺,留针 20 分钟,隔日 1 次,10 次为 1 个疗程。

十三、手针

1. 取穴:肾、夜尿(图 3-36-7)。

2. 操作:选用 0.30 毫米×25 毫米毫针,直刺得气后留针 10 分钟,隔日 1 次,10 次为 1 个疗程。

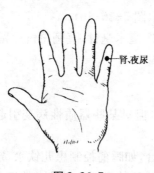

图 3-36-7

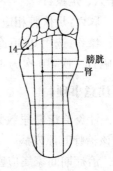

图 3-36-8

十四、足针

1. 取穴:膀胱、肾、14 号穴(图 3-36-8)。

2. 操作:选用 0.30 毫米×25 毫米毫针,直刺得气后留针 15 分钟;或艾条温和灸,每穴 5～10 分钟。隔日 1 次,10 次为 1 个疗程。

十五、手象针

1. 取穴:手伏象头顶、手伏脏相应会阴部(图 3-36-9)。

2. 操作:选用 0.25 毫米×25 毫米毫针,直刺得气后留针 15 分钟,每日 1 次,5 次为 1 个疗程。

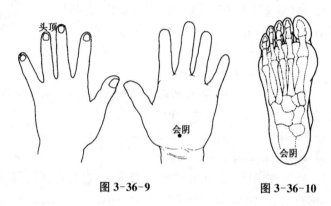

图 3-36-9   图 3-36-10

十六、足象针

1. 取穴:足伏脏相应会阴部(图 3-36-10)。

2. 操作:选用 0.30 毫米×25 毫米毫针,直刺得气后留针 15 分钟,隔日 1 次,10 次为 1 个疗程。

【注意事项】

1. 针灸治疗遗尿效果较好,但对某些器质性病变引起的遗尿,应该治疗其原发病。

2. 治疗期间家属应密切配合,如睡前控制患儿饮水,定时叫醒患儿小便,使其养成自觉起床排尿的习惯。对较大的患儿应给予心理上的支持,树立战胜疾病的信心。

第三十七节　疳　积

疳疾是以小儿面黄肌瘦,头发稀疏,精神疲倦,腹部膨隆为主要临床表现的一种病证,可由多种慢性疾患而致。"疳"有形体干瘦、津液干枯之意。疳积多见于西医学的营养障碍性慢性疾病。

【病因病机】

喂养不当,脾胃受损,运化失职,或饮食不洁,感染虫疾,耗夺精微,以致脏腑肢体失养。

【辨证分型】

1. 脾胃虚弱:面色萎黄,形体消瘦,头发稀疏,食不知味,大便完谷不化,尿如米泔,舌淡苔腻,脉濡。

2. 气血两亏:精神不振,睡卧不安,睡时露睛,胃纳不佳,面色苍白,形体瘦弱,毛发稀疏,啼声低小,四肢欠温,舌淡少苔,脉沉细。

【操作技法】

一、耳针

1. 取穴:脾、胃、交感、小肠(图3-37-1)。

2. 操作:选用0.25毫米×13毫米毫针,刺入得气后留针15分钟左右;或皮内针、磁珠穴位埋压2～3天。每周2～3次,10次为1个疗程。

二、面针

1. 取穴:脾、胃(图3-37-2)。

2. 操作:选用0.25毫米×13毫米

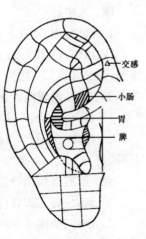

图3-37-1

毫针,斜刺穴位得气后留针 15 分钟左右,留针期间行针 2～3 次,隔日 1 次,10 次为 1 个疗程。

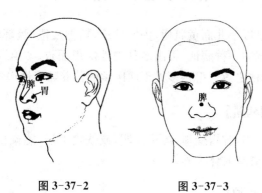

图 3-37-2 　　　　　　图 3-37-3

三、鼻针

1. 取穴:脾(图 3-37-3)。

2. 操作:选用 0.25 毫米×13 毫米毫针,斜刺穴位得气后留针 15 分钟左右,留针期间行轻刺激捻转手法 1～2 次,隔日 1 次,10 次为 1 个疗程。

四、人中针

1. 取穴:沟 5(图 3-18-6)。

2. 操作:选用 0.35 毫米×25 毫米毫针,向下斜刺后留针 10 分钟,隔日 1 次,10 次为 1 个疗程。

五、第二掌骨侧针法

1. 取穴:胃(图 3-11-8)。

2. 操作:选用 0.30 毫米×40 毫米毫针,直刺得气后留针 20 分钟,每日 1 次,10 次为 1 个疗程。

六、第五掌骨侧针法

1. 取穴:肝胆脾胃(图 3-11-9)。

2. 操作:选用 0.30 毫米×40 毫米毫针,直刺得气后留针 15 分钟,隔日 1 次,10 次为 1 个疗程。

七、手针

1. 取穴:脾(图 3-37-4)。

2. 操作:选用 0.30 毫米×25 毫米毫针,直刺得气后留针 10 分钟,隔日 1 次,10 次为 1 个疗程。

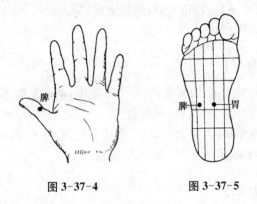

图 3-37-4   图 3-37-5

八、足针

1. 取穴:脾、胃(图 3-37-5)。

2. 操作:选用 0.30 毫米×25 毫米毫针,直刺得气后留针 15 分钟,隔日 1 次,10 次为 1 个疗程。

【注意事项】

1. 小儿喂养要定时、定量,断乳后应给予易消化而富有营养的食物,逐渐添加辅食。

2. 用餐时要避免电视、玩具等干扰。

3. 适当的户外活动,多晒太阳,有助于患儿的恢复。

第三十八节　注意力缺陷多动症

注意力缺陷多动症又称小儿多动症,是指智力正常或基本正常,但有不同程度的学习困难、自我控制能力弱、活动过度、注意

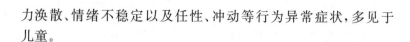

力涣散、情绪不稳定以及任性、冲动等行为异常症状,多见于儿童。

【病因病机】

先天禀赋不足,肾精亏虚,髓海空虚,脑失所养;或心脾亏虚,脾失思虑,心失藏神。

【辨证分型】

1. 肾阴不足:行为异常,注意力不集中,动作笨拙,烦躁易怒,多动多语,难以静坐,舌红,脉细数。

2. 心脾亏损:注意力不集中,多动不安,心神不宁,形体消瘦,面色萎黄,纳少便溏,舌淡,苔薄白,脉细弱。

【操作技法】

一、耳针

1. 取穴:心、脾、肾、皮质下(图 3-38-1)。

2. 操作:选用 0.25 毫米×13 毫米毫针,刺入得气后留针 30 分钟左右;或皮内针、磁珠穴位埋压 2～3 天。每周 2～3 次,15 次为 1 个疗程。

二、头针

1. 取穴:额中线、额旁 1 线、顶中线(图 3-7-2)。

2. 操作:选用 0.30 毫米×40 毫米毫针,刺入后行快速捻转手法,得气后留针 30 分钟,留针期间行手法 2～3 次,隔日 1 次,15 次为 1个疗程。

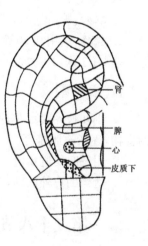

肾
脾
心
皮质下

图 3-38-1

三、面针

1. 取穴：首面、心（图 3-38-2）。

2. 操作：选用 0.25 毫米×13 毫米毫针，斜刺得气后留针 30 分钟左右，留针期间行针 2~3 次，隔日 1 次，15 次为 1 个疗程。

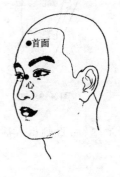
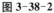
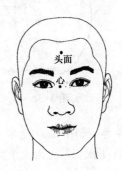

图 3-38-2   图 3-38-3

四、鼻针

1. 取穴：头面、心（图 3-38-3）。

2. 操作：选用 0.25 毫米×13 毫米毫针，斜刺穴位得气后留针 20 分钟左右，留针期间行轻、慢捻转手法 1~2 次，隔日 1 次，15 次为 1 个疗程。

五、舌针

1. 取穴：心、脾、肾、肝（图 3-38-4）。

2. 操作：每次选取 2 穴，采用 0.30 毫米×25 毫米毫针，点刺，每日 1 次，10 次为 1 个疗程。

六、第二掌骨侧针法

1. 取穴：头、肺心（图 3-38-5）。

2. 操作：选用 0.30 毫米×40 毫米毫针，头穴斜刺，肺心直刺，得气后留针 20 分钟，隔日 1 次，10 次为 1 个疗程。

七、第五掌骨侧针法

1. 取穴：头面、心肺胸（图 3-38-6）。

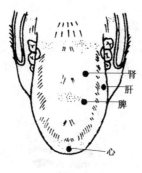 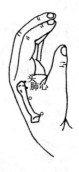

图 3-38-4   图 3-38-5

2. 操作:选用 0.30 毫米×40 毫米毫针,直刺得气后留针 20 分钟,每日 1 次,15 次为 1 个疗程。

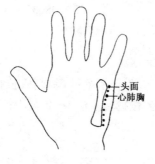 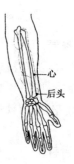

图 3-38-6   图 3-38-7

八、前臂外侧针法

1. 取穴:后头、心(图 3-38-7)。

2. 操作:选用 0.30 毫米×40 毫米毫针,直刺得气后留针 30 分钟,隔日 1 次,10 次为 1 个疗程。

九、腕踝针

1. 取穴:上 1、上 5(图 3-9-6)。

2. 操作:选用 0.30 毫米×40 毫米毫针,向上平刺,留针 30

分钟,隔日1次,15次为1个疗程。

十、手针

1. 取穴:心、脾(图3-38-8)。

2. 操作:选用0.30毫米×25毫米毫针,直刺得气后留针20分钟,隔日1次,10次为1个疗程。

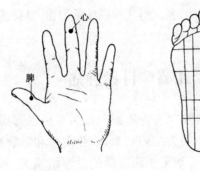

图 3-38-8

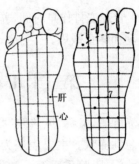

图 3-38-9

十一、足针

1. 取穴:心、肝、7号穴(图3-38-9)。

2. 操作:选用0.30毫米×25毫米毫针,直刺得气后留针20分钟,隔日1次,10次为1个疗程。

十二、手象针

1. 取穴:手伏象相应头顶部位,手伏脏心(图3-38-10)。

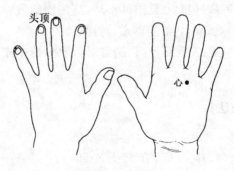

图 3-38-10

2. 操作:选用 0.25 毫米×25 毫米毫针,直刺得气后留针 20 分钟,每日 1 次,10 次为 1 个疗程。

【注意事项】

(1)针灸治疗期间应配合必要的心理治疗及行为纠正,以提高疗效。

(2)合理安排作息时间,养成有规律的生活习惯,坚持适当的户外活动和体育锻炼。

第三十九节　目赤肿痛

目赤肿痛,又称"风热眼""天行赤眼"等,为多种眼部疾患中的一个急性症状。主要表现为结膜充血,灼热发痒和异物感,重则怕光流泪,眼睑重垂等。常见于西医学的急性结膜炎、假性结膜炎以及流行性角膜炎等。

【病因病机】

多因外感风热时邪,侵袭目窍,郁而不宣;或因热毒炽盛,循经上扰,以致经脉闭阻,血壅气滞而发病。

【辨证分型】

1. **外感风热**:初起自觉眼部不适,继则胞睑微肿,白睛红赤,怕光流泪,头额胀痛,舌红苔薄黄,脉浮数。

2. **热毒炽盛**:发病迅速,白睛红肿,刺痛,怕光流泪,眵多,舌红苔黄,脉洪大。

【操作技法】

一、耳针

1. **取穴**:眼、耳尖、肝、结节(图 3-39-1)。

2. 操作:耳尖或耳背小静脉刺络放血 3~5 滴,其余穴位选用 0.25 毫米×13 毫米毫针,刺入行强刺激法,留针 30 分钟左右,每日 1 次,5 次为 1 个疗程。或皮内针、磁珠穴位埋压 2~3 天,3 次为 1 个疗程。

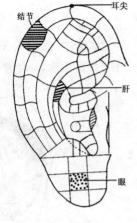

图 3-39-1

二、头针

1. 取穴:枕上正中线(图 3-39-2)。

2. 操作:选用 0.30 毫米×40 毫米毫针,刺入得气后留针 30 分钟,留针期间行快速捻转手法 2~3 次,5 次为 1 个疗程。

三、眼针

1. 取穴:肝、上焦(图 3-39-3)。

2. 操作:选用 0.30 毫米×13 毫米毫针,平刺得气后留针 20 分钟,隔日 1 次,5 次为 1 个疗程。

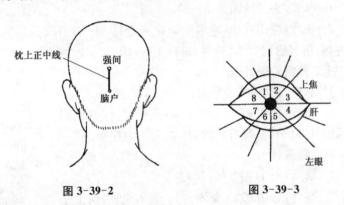

图 3-39-2

图 3-39-3

四、口针

1. 取穴:眼及降压区域(图 3-2-6)。

2. 操作:选用 0.30 毫米×25 毫米毫针,斜刺得气后留针 20 分钟,隔日 1 次,10 次为 1 个疗程。

五、舌针

1. 取穴:目(图3-39-4)。

2. 操作:选用0.30毫米×40毫米毫针,斜刺得气后留针5分钟,每日1次,5次为1个疗程。

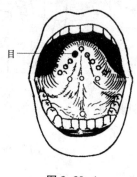
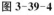
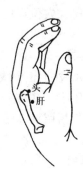

图 3-39-4　　　　　　　图 3-39-5

六、第二掌骨侧针法

1. 取穴:头、肝(图3-39-5)。

2. 操作:选用0.30毫米×40毫米毫针,头穴、肝穴分别斜刺和直刺,得气后留针20分钟,每日1次,10次为1个疗程。

七、前臂外侧针法

1. 取穴:眼(图3-39-6)。

2. 操作:选用0.30毫米×40毫米毫针,直刺得气后留针30分钟,隔日1次,10次为1个疗程。

八、腕踝针

1. 取穴:上1(图3-6-10)。

2. 操作:选用0.30毫米×40毫米毫针,向上平刺,留针30分钟,每日1次,5次为1个疗程。

九、手针

1. 取穴:眼、肝(图3-39-7)。

2. 操作:选用0.30毫米×25毫米毫针,直刺进针,刺激宜

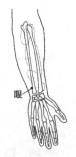

图 3-39-6

强,得气后留针 10 分钟,每日 1 次,5 次为 1 个疗程。

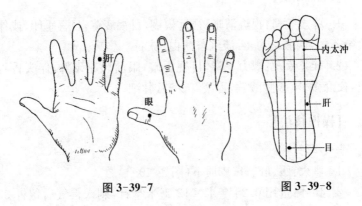

图 3-39-7　　　　　　　　图 3-39-8

十、足针

1. 取穴:目、内太冲、肝(图 3-39-8)。

2. 操作:选用 0.30 毫米×25 毫米毫针,直刺得气后留针 20 分钟,每日 1 次,5 次为 1 个疗程。

【注意事项】

1. 患者应忌食辛辣、煎炸、烧烤及腥发之物,以避免助热生火。

2. 本病流行时,注意毛巾等洗漱用品隔离,以防接触感染。

第四十节　近　视

近视,中医学称为"能近怯远",指眼睛看不清远物、却能看清近物的症状。属西医屈光不正一类的眼病。

【病因病机】

用眼过度及遗传是本病的主要病因。脾虚气弱,清阳不升;或肝肾亏虚,髓海空虚,皆可导致目窍失去濡养,视物不清。

【辨证分型】

1. 脾虚气弱:视近清晰,视远模糊,目视疲劳,目喜垂闭,或伴食欲不振,四肢乏力,舌淡红苔薄白,脉弱。

2. 肝肾亏虚:视力下降,目视昏暗,眼前黑花飞舞,伴头昏耳鸣,夜寐多梦,腰膝酸软,舌淡红少苔,脉细。

【操作技法】

一、耳针

1. 取穴:眼、肝、肾、皮质下(图3-40-1)。

2. 操作:选用0.25毫米×13毫米毫针,刺入得气后留针30分钟左右;或皮内针、磁珠穴位埋压2～3天。每周2～3次,15次为1个疗程。

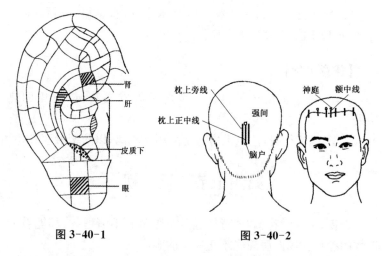

图3-40-1　　　　　　　图3-40-2

二、头针

1. 取穴:枕上正中线、枕上旁线、额中线(图3-40-2)。

2. 操作:选用0.30毫米×40毫米毫针,刺入得气后留针30分钟,留针期间行快速捻转手法2～3次。每日或隔日1次,15次为 1 个疗程。

三、面针

1. 取穴：膺乳、肝(图 3-40-3)。

2. 操作：选用 0.25 毫米×13 毫米毫针，膺乳穴直刺，肝穴斜刺，得气后留针 30 分钟左右，留针期间行针 2～3 次，15 次为 1 个疗程。

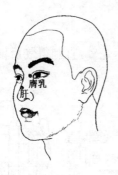

图 3-40-3

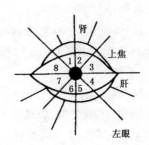

图 3-40-4

四、眼针

1. 取穴：肝、肾、上焦(图 3-40-4)。

2. 操作：选用 0.30 毫米×13 毫米毫针，平刺得气后留针 20 分钟，隔日 1 次，15 次为 1 个疗程。

五、鼻针

1. 取穴：乳、项背(图 3-40-5)。

2. 操作：选用 0.25 毫米×13 毫米毫针，直刺穴位得气后留针 20 分钟左右，留针期间行轻、慢捻转手法 1～2 次，隔日 1 次，15 次为 1 个疗程。

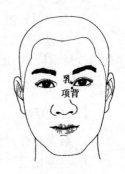

图 3-40-5

六、舌针

1. 取穴：目(图 3-39-4)。

2. 操作:选用 0.30 毫米×40 毫米毫针,斜刺得气后留针 5 分钟,每日 1 次,5 次为 1 个疗程。

七、第二掌骨侧针法

1. 取穴:头(图 3-3-9)。

2. 操作:选用 0.30 毫米×40 毫米毫针,斜刺得气后留针 20 分钟,每日 1 次,15 次为 1 个疗程。

八、前臂外侧针法

1. 取穴:眼(图 3-39-6)。

2. 操作:选用 0.30 毫米×40 毫米毫针,直刺得气后留针 30 分钟,隔日 1 次,10 次为 1 个疗程。

九、手针

1. 取穴:眼、肝(图 3-39-8)。

2. 操作:选用 0.30 毫米×25 毫米毫针,直刺进针,刺激宜强,得气后留针 10 分钟,每日 1 次,10 次为 1 个疗程。

十、足针

1. 取穴:目、内太冲、肝、肾(图 3-40-6)。

2. 操作:选用 0.30 毫米×25 毫米毫针,直刺得气后留针 20 分钟,每日 1 次,10 次为 1 个疗程。

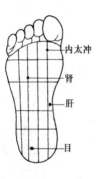

图 3-40-6

【注意事项】

1. 针灸治疗对假性近视效果较好,应预防为主。

2. 注意用眼卫生,坚持做眼睛保健操。

第四十一节 耳 鸣

耳鸣,主要表现为自觉耳内鸣响,如潮声、蝉鸣等。外耳道阻塞、感染、耳肿瘤、高血压、贫血、甲状腺功能减退等都可引起本病。

【病因病机】

1. 实证:肝胆火旺,循经上扰,壅塞清窍。
2. 虚证:年事渐高,肝肾不足,耳窍失养。

【辨证分型】

1. 肝胆火旺:突然耳鸣,如雷声或潮声,伴头痛面赤,口苦咽干,心烦易怒,大便秘结,小便短赤,舌质红苔黄,脉弦数。
2. 肾精亏虚:耳鸣如蝉,时轻时重,兼见眩晕,腰膝酸软,颧赤口干,手足心热,舌红,脉细数。

【操作技法】

一、耳针

1. 取穴:内耳、外耳、肝、肾、皮质下(图3-41-1)。
2. 操作:选用0.25毫米×13毫米毫针,刺入得气后留针30分钟左右;或皮内针、磁珠穴位埋压2~3天。每周2~3次,15次为1个疗程。

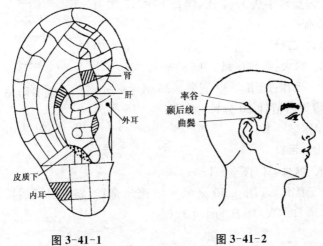

图 3-41-1   图 3-41-2

二、头针

1. 取穴:颞后线(图 3-41-2)。

2. 操作:选用 0.30 毫米×40 毫米毫针,刺入得气后留针 30 分钟,留针期间行快速捻转手法 2~3 次。隔日 1 次,15 次为 1 个疗程。

三、面针

1. 取穴:背、肾(图 3-18-3)。

2. 操作:选用 0.25 毫米×13 毫米毫针,直刺穴位得气后留针 30 分钟左右,留针期间行针 2~3 次;或皮内针埋针 2~3 天。15 次为 1 个疗程。

四、眼针

1. 取穴:肝、肾、上焦(图 3-40-4)。

2. 操作:选用 0.30 毫米×13 毫米毫针,平刺得气后留针 20 分钟,每日 1 次,15 次为 1 个疗程。

五、鼻针

1. 取穴:耳、胆、肾(图 3-41-3)。

2. 操作:选用 0.25 毫米×13 毫米毫针,斜刺穴位得气后留针 20 分钟左右,留针期间行轻、慢捻转手法 1~2 次,隔日 1 次,15 次为 1 个疗程。

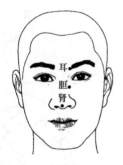

图 3-41-3

六、口针

1. 取穴:头部区域(图 3-3-6)。

2. 操作:选用 0.30 毫米×25 毫米毫针,斜刺得气后留针 20 分钟,隔日 1 次,15 次为 1 个疗程。

七、舌针

1. 取穴:耳(图 3-41-4)。

2. 操作:选用 0.30 毫米×40 毫米毫针,斜刺得气后留针 5 分钟,隔日 1 次,15 次为 1 个疗程。

八、第二掌骨侧针法

1. 取穴：头(图 3-3-9)。

2. 操作：选用 0.30 毫米×40 毫米毫针，斜刺得气后留针 20 分钟，每日 1 次，15次为 1 个疗程。

九、前臂外侧针法

1. 取穴：耳(图 3-41-5)。

2. 操作：选用 0.30 毫米×40 毫米毫针，直刺得气后留针 30 分钟，隔日 1 次，10次为 1 个疗程。

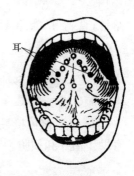

图 3-41-4

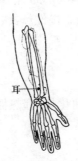
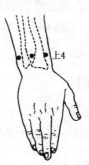

图 3-41-5　　　图 3-41-6

十、腕踝针

1. 取穴：上 4(图 3-41-6)。

2. 操作：选用 0.30 毫米×40 毫米毫针，向上平刺，留针 30 分钟，隔日 1 次，15 次为 1 个疗程。

十一、足针

1. 取穴：耳、内临泣、肾、24 号(图 3-41-7)。

2. 操作：选用0.30 毫米×25 毫米

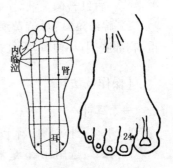

图 3-41-7

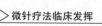
毫针,直刺得气后留针 20 分钟,隔日 1 次,10 次为 1 个疗程。

【注意事项】

1. 耳鸣可由多种原因引起,长期耳鸣不可掉以轻心,应积极治疗原发病。

2. 平时避免接触强烈的噪声,调整工作节奏,放松情绪等均有助于治疗和预防。

第四十二节　鼻　渊

鼻渊,主要表现为鼻流浊涕,量多不止,常伴有头痛、鼻塞、嗅觉减退等症状。本病相当于西医学的急慢性鼻炎、急慢性鼻窦炎和副鼻窦炎等。

【病因病机】

外感风热邪毒,或风寒侵袭,久而化热,邪热循经上蒸,犯及鼻窍。或脾胃湿热,循经上扰鼻窍。

【辨证分型】

1. 肺经风热:鼻流黄涕,量多,嗅觉减退,发热,恶寒,头痛,咳嗽,痰多,舌红苔微黄,脉浮数。

2. 脾经湿热:鼻流黄涕,浊而量多,鼻塞,嗅觉减退,头晕头重,胸部胀闷,小便黄,舌红苔黄腻,脉滑数。

【操作技法】

一、耳针

1. 取穴:外鼻、肺、肾上腺、额(图 3-42-1)。

2. 操作:选用 0.25 毫米×13 毫米毫针,刺入得气后留针 30 分钟左右,或皮内针、磁珠穴位埋压 2～3 天。每周 2～3 次。15

次为 1 个疗程。

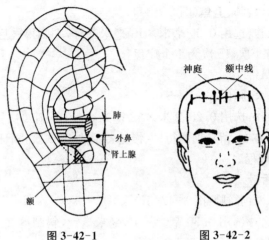

图 3-42-1　　　　　　　图 3-42-2

二、头针

1. 取穴:额中线(图 3-42-2)。

2. 操作:选用 0.30 毫米×40 毫米毫针,刺入得气后留针 30 分钟,留针期间行快速捻转手法 2~3 次,隔日 1 次,15 次为 1 个疗程。

三、面针

1. 取穴:首面、肺、胃(图 3-42-3)。

2. 操作:选用 0.25 毫米×13 毫米毫针,斜刺穴位得气后留针 30 分钟左右,留针期间行针 2~3 次,15 次为 1 个疗程。

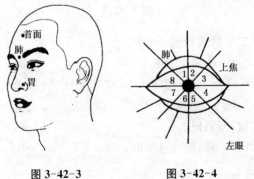

图 3-42-3　　　　　　　图 3-42-4

四、眼针

1. 取穴:肺、上焦(图 3-42-4)。

2. 操作:选用 0.30 毫米×13 毫米毫针,平刺得气后留针 20 分钟,隔日 1 次,15 次为 1 个疗程。

五、鼻针

1. 取穴:肺(图 3-10-5)。

2. 操作:选用 0.25 毫米×13 毫米毫针,斜刺穴位得气后留针 20 分钟左右,留针期间行轻、慢捻转手法 1～2 次,隔日 1 次,15 次为 1 个疗程。

六、舌针

1. 取穴:鼻、肺(图 3-42-5)。

2. 操作:选用 0.30 毫米×40 毫米毫针,斜刺得气后留针 5 分钟,隔日 1 次,15 次为 1 个疗程。

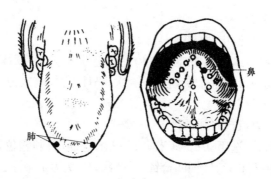

图 3-42-5

七、第二掌骨侧针法

1. 取穴:头(图 3-3-9)。

2. 操作:选用 0.30 毫米×40 毫米毫针,斜刺得气后留针 20 分钟,隔日 1 次,15 次为 1 个疗程。

八、前臂外侧针法

1. 取穴:鼻、肺(图 3-42-6)。

2. 操作：选用 0.30 毫米×40 毫米毫针，直刺得气后留针 30 分钟，隔日 1 次，10 次为 1 个疗程。

九、腕踝针

1. 取穴：上 1（图 3-6-10）。

2. 操作：选用 0.30 毫米×40 毫米毫针，向上平刺，留针 30 分钟，隔日 1 次，15 次为 1 个疗程。

十、足针

1. 取穴：头，新穴 1 号（图 3-42-7）。

2. 操作：选用 0.30 毫米×25 毫米毫针，直刺得气后留针 20 分钟，隔日 1 次，10 次为 1 个疗程。

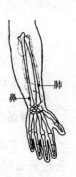

图 3-42-6

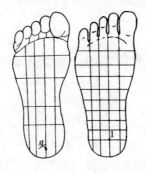

图 3-42-7

【注意事项】

1. 针灸治疗慢性鼻炎有一定疗效，对鼻窦炎效果较差。

2. 平时积极锻炼身体，增强体质，预防感冒。

第四十三节 牙 痛

牙痛，又称"牙宣""骨槽风"，为口腔疾患中常见的症状之一，可见于西医学的龋齿、牙髓炎和牙本质过敏等疾病。

【病因病机】

1. 实证:肠胃积热或风热外袭,循经上炎。

2. 虚证:年事渐高,肾阴不足,虚火上炎。

【辨证分型】

1. 实火牙痛:牙痛剧烈,牙龈红肿疼痛,兼见尿赤,大便干结,舌红苔黄腻,脉滑数。

2. 虚火牙痛:牙痛隐隐,牙齿浮动,少寐、神疲、咽干,舌淡红苔薄,脉细数。

【操作技法】

一、耳针

1. 取穴:牙、颌、神门、耳尖。胃火牙痛配胃,肾虚牙痛配肾(图 3-43-1)。

2. 操作:选用 0.25 毫米×13 毫米毫针,刺入得气后留针 30 分钟左右;或皮内针、磁珠穴位埋压 2~3 天。实火牙痛可耳尖放血 3~5 滴。每周 2~3 次,10 次为 1 个疗程。

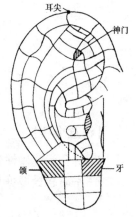

图 3-43-1

二、眼针

1. 取穴:上焦(图 3-4-3)。

2. 操作:选用 0.30 毫米×13 毫米毫针,平刺得气后留针 20 分钟,隔日 1 次,10 次为 1 个疗程。

三、人中针

1. 取穴:沟 1(图 3-3-5)。

2. 操作:采用三棱针点刺放血 5~8 滴,每日 1 次,10 次为 1 个疗程。

四、第二掌骨侧针法

1. 取穴:头(图 3-3-9)。

2. 操作:选用 0.30 毫米×40 毫米毫针,斜刺得气后留针 20 分钟,每日 1 次,10 次为 1 个疗程。

五、腕踝针

1. 取穴:前牙痛选用上 1,后牙痛选用上 2(图 3-4-8)。

2. 操作:选用 0.30 毫米×40 毫米毫针,向上平刺,留针 30 分钟,隔日 1 次,15 次为 1 个疗程。

六、手针

1. 取穴:咽喉(牙穴)(图 3-43-2)。

2. 操作:选用 0.30 毫米×25 毫米毫针,直刺进针,刺激宜强,得气后留针 10 分钟,隔日 1 次,10 次为 1 个疗程。

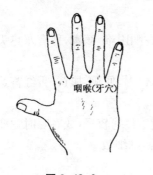

图 3-43-2

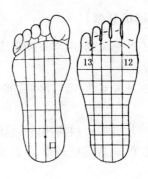

图 3-43-3

七、足针

1. 取穴:口、新穴 12 号、新穴 13 号(图 3-43-3)。

2. 操作:选用 0.30 毫米×25 毫米毫针,直刺得气后留针 20 分钟,隔日 1 次,10 次为 1 个疗程。

【注意事项】

1. 注意口腔卫生,养成"早晚刷牙,饭后漱口"的良好习惯,发

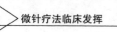

现蛀牙,及时治疗。

2. 应与三叉神经痛相鉴别。

第四十四节　咽喉肿痛

咽喉肿痛,主要表现为咽喉部红肿疼痛,吞咽不适。多见于西医学的急性扁桃体炎、急性咽炎、单纯性喉炎和扁桃体周围脓肿等疾病。

【病因病机】

1. 实证:外感风热,熏灼肺系;或肺胃郁热,上壅咽喉。

2. 虚证:年老体弱,肾阴不足,虚火上炎。

【辨证分型】

1. 外感风热:咽喉红肿疼痛,吞咽困难,咳嗽,伴有寒热头痛,脉浮数。

2. 肺胃实热:咽喉肿痛,咽干,口渴,便秘,尿黄,舌红苔黄,脉洪大。

3. 肾阴不足:咽喉稍肿,色暗红,疼痛较轻,或吞咽时觉痛楚,微有热象,入夜症状较重,舌红少苔,脉细数。

【操作技法】

一、耳针

1. 取穴:咽喉、肺、扁桃体、神门(图3-44-1)。

2. 操作:选用0.25毫米×13毫米毫针,刺入得气后留针30分钟左右;或皮内针、磁珠穴位埋压2～3天。每周2～3次,15次为1个疗程。

二、面针

1. 取穴:咽喉、肺(图3-9-2)。

2. 操作:选用 0.25 毫米×13 毫米毫针,斜刺穴位得气后留针 30 分钟左右,留针期间行针 2～3 次,15 次为 1 个疗程。

三、眼针

1. 取穴:肺、上焦(图 3-9-3)。

2. 操作:选用 0.30 毫米×13 毫米毫针,平刺得气后留针 20 分钟,隔日 1 次,15 次为 1 个疗程。

四、鼻针

1. 取穴:咽喉、肺(图 3-44-2)。

2. 操作:选用 0.25 毫米×13 毫米毫针,斜刺穴位得气后留针 20 分钟左右,留针期间行轻、慢捻转手法 1～2 次,隔日 1 次,15 次为 1 个疗程。

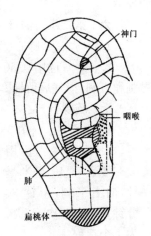

图 3-44-1

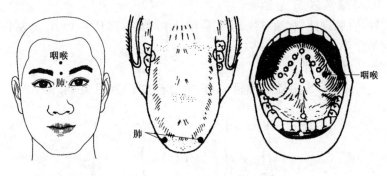

图 3-44-2　　　　　**图 3-44-3**

五、舌针

1. 取穴:肺、咽喉(图 3-44-3)。

2. 操作:选用 0.30 毫米×40 毫米毫针,斜刺得气后留针 5 分钟,隔日 1 次,15 次为 1 个疗程。

六、第二掌骨侧针法

1. 取穴:头、肺心(图 3-38-5)。

2. 操作:选用 0.30 毫米×40 毫米毫针,头穴、肺心穴分别斜刺和直刺,得气后留针 20 分钟,每日 1 次,15 次为 1 个疗程。

七、腕踝针

1. 取穴:上 1(图 3-6-10)。

2. 操 作: 选 用 0.30 毫米×40 毫米毫针,向上平刺,留针 30 分钟,隔日 1 次,15 次为 1 个疗程。

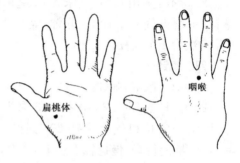

图 3-44-4

八、手针

1. 取穴:咽喉、扁桃体(图 3-44-4)。

2. 操 作: 选 用 0.30 毫米×25 毫米毫针,直刺进针,刺激宜强,得气后留针 10 分钟,隔日 1 次,10 次为 1 个疗程。

九、足针

1. 取穴:扁桃 1、扁桃 2、肺、喉、新穴 21 号(图 3-44-5)。

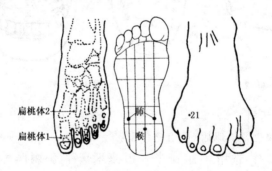

图 3-44-5

2. 操作:选用 0.30 毫米×25 毫米毫针,每次取用 2～3 穴,直刺得气后留针 20 分钟,隔日 1 次,10 次为 1 个疗程。

【注意事项】

(1) 如咽喉疼痛加剧、咽喉梗阻感、吞咽困难及声音嘶哑等,应及时接受进一步检查。

(2) 避免烟酒和有害气体的刺激,避免声带过劳。

第四十五节 慢性疲劳综合征

慢性疲劳综合征是一组以长期极度疲劳为主要表现的全身性症候群,表现为长期疲劳且休息后不能缓解,同时伴烦躁、情绪不稳、睡眠不佳、低热、注意力无法集中、头痛、肌肉关节疼痛、食欲不振等多种精神和身体方面的症状。本病与长期过度劳累、生活不规律、精神压力过大、病毒感染等关系密切,多发于 20～50 岁。

【病因病机】

1. 气血两虚:思虑过度,损伤脾胃,或情志不遂,肝气郁结,肝脾不和,以致脾失健运,气血生化乏源,心神、髓海、肌肉失养。

2. 肝肾亏虚:禀赋不足,或久病失调,或房劳过度,损伤肝肾,精血亏虚,以致心神、髓海、肌肉失养。

【辨证分型】

长期极度疲劳,而且休息后不能缓解,烦躁,情绪不稳,夜寐欠安,记忆力减退,注意力无法集中,头痛,肌肉关节疼痛。如兼见眩晕、心悸、纳呆、大便溏薄、面色萎黄、舌淡苔薄、脉细弱,为气血不足;如兼见腰膝酸软、眼睛干涩、耳鸣、五心烦热、潮热盗汗、舌红少苔、脉细数,为肝肾亏虚。

【操作技法】

一、耳针

1. 取穴:脾、心、皮质下、交感、神门(图 3-45-1)。

2. 操作:选用 0.25 毫米×13 毫米毫针,刺入得气后留针 30 分钟左右;或皮内针、磁珠穴位埋压 2～3 天。每周 2～3 次,15 次为 1 个疗程。

二、头针

1. 取穴:额中线、额旁 2 线、顶中线(图 3-45-2)。

2. 操作:选用 0.30 毫米×40 毫米

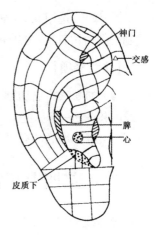

图 3-45-1

毫针,刺入穴位得气后留针 30 分钟,留针期间行快速捻转手法 2～3 次,隔日 1 次,15 次为 1 个疗程。

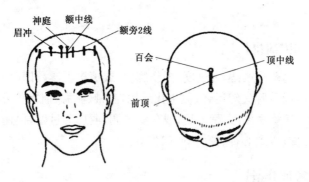

图 3-45-2

三、面针

1. 取穴:首面、脾、心(图 3-45-3)。

2. 操作:选用 0.25 毫米×13 毫米毫针,斜刺穴位得气后留针 30 分钟左右,留针期间行针 2～3 次,隔日 1 次,15 次为 1 个疗程。

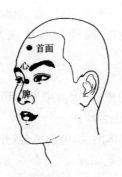 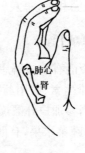

图 3-45-3　　　　　　　图 3-45-4

四、第二掌骨侧针法

1. 取穴:肺心、胃(图 3-45-4)。

2. 操作:选用 0.30 毫米×40 毫米毫针,直刺得气后留针 20 分钟,每日 1 次,15 次为 1 个疗程。

五、手针

1. 取穴:心、脾、肾(图 3-45-5)。

2. 操作:选用 0.30 毫米×25 毫米毫针,直刺得气后留针 20 分钟,隔日 1 次,10 次为 1 个疗程。

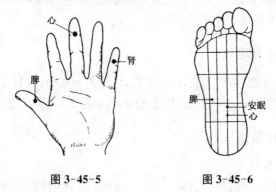

图 3-45-5　　　　　　　图 3-45-6

六、足针

1. 取穴:心、脾、安眠(图 3-45-6)。

2. 操作:选用 0.30 毫米×25 毫米毫针,直刺得气后留针 30 分钟;或艾条温和灸,每穴 10 分钟。隔日 1 次,10 次为 1 个疗程。

【注意事项】

(1)针灸能有效缓解患者的症状,提高患者的精神。必要时可采取补充维生素、服用药物等综合疗法。

(2)适当参加户外锻炼和文体活动,劳逸结合,并保持乐观情绪,多吃新鲜蔬菜水果,有助于疾病康复。

第四十六节　戒烟综合征

戒烟综合征指因吸烟者长期吸入含尼古丁的烟叶制品,当突然中断后所出现的全身无力、烦躁不安、心情不畅、失眠忧虑、头昏头痛、呵欠连作、口舌无味、体重增加等一系列瘾癖症候群,又称尼古丁戒断综合征。

【病因病机】

长期吸食尼古丁等有毒之物,使机体产生了依赖性,一旦突然中断,则导致心神不宁。

【临床表现】

精神萎靡,焦虑不安,睡眠障碍,注意力不集中,全身疲乏,呵欠连作,流泪流涎,头痛头昏,口淡无味,消谷善饥,舌质红苔黄腻。

【操作技法】

一、耳针

1. 取穴:肺、气管、神门、口、交感(图 3-46-1)。

2. 操作:选用 0.25 毫米×13 毫米毫针,刺入穴位得气后留针 30 分钟左右;或皮内针、磁珠穴位埋压 2～3 天,烟瘾发作时加强揉压刺激。每周 2～3 次,15 次为 1 个疗程。

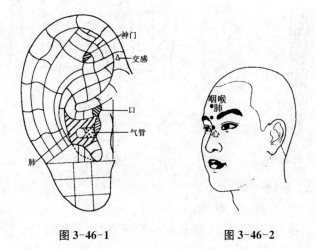

图 3-46-1   图 3-46-2

二、面针

1. 取穴:肺、咽喉、心(图 3-46-2)。

2. 操作:选用 0.25 毫米×13 毫米毫针,斜刺穴位得气后留针 30 分钟左右,留针期间行针 2～3 次,隔日 1 次,15 次为 1 个疗程。

三、舌针

1. 取穴:肺、咽喉(图 3-44-3)。

2. 操作:选用 0.30 毫米×40 毫米毫针,斜刺进针,行捻转手法,得气后即出针,每日 1 次,10 次为 1 个疗程。

四、第二掌骨侧针法

1. 取穴:肺心(图 3-6-7)。

2. 操作:选用 0.30 毫米×40 毫米毫针,直刺得气后留针 30 分钟,隔日 1 次,15 次为 1 个疗程。

五、前臂外侧针法

1. 取穴:后头、肺、口(图 3-46-3)。

2. 操作:选用 0.30 毫米×40 毫米毫针,直刺得气后留针 30 分钟,隔日 1 次,10 次为 1 个疗程。

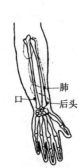

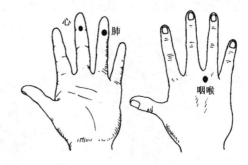

图 3-46-3   图 3-46-4

六、手针

1. 取穴:肺、心、喉(图 3-46-4)。

2. 操作:选用 0.30 毫米×25 毫米毫针,直刺得气后留针 30 分钟,隔日 1 次,10 次为 1 个疗程。

【注意事项】

1. 戒烟的自愿性和决心对戒烟综合征的治疗效果有较大的影响。

2. 避开吸烟人群,减少可能的诱惑。

第四十七节 单纯性肥胖症

人体脂肪堆积过多,体重超过标准体重 20%,不伴有明显内分泌-代谢功能障碍的即为单纯性肥胖症。但需要排除因水钠潴留或肌肉发达等蛋白质增多等因素导致体重增加的情况。

【病因病机】

1. 实证:恣食厚味,肠胃积热,胃纳过旺,水谷精微,酿成浊脂而成肥胖。

2. 虚证:思虑过度,脾胃受损,运化失职,水湿不化,酿生痰浊,或禀赋不足,年老肾衰,肾气不足,气不行水,凝津成痰,以致痰湿滞留而成肥胖。

【辨证分型】

1. **肠胃积热**:体形肥胖,按之结实,消谷善饥,口干口臭,喜冷饮,身热多汗,大便干结,小便短黄,舌质红苔黄燥,脉滑数。

2. **脾胃虚弱**:体形肥胖,按之松弛,神疲乏力,心悸气短,嗜睡懒言,面唇少华,大便溏薄,舌淡边有齿印,苔薄白,脉细弱。

3. **肾气不足**:体形肥胖,按之松软,头晕耳鸣,腰膝酸软,睡眠不安,月经不调,舌质红苔薄白,脉沉细迟缓。

【操作技法】

一、耳针

1. **取穴**:胃、内分泌、饥点、神门。如脾胃虚弱配脾,肠胃积热配大肠,肾气不足配肾(图 3-47-1)。

2. **操作**:选用 0.25 毫米×13 毫米毫针,刺入得气后留针 30 分钟左右;或皮内针、磁珠穴位埋压 2~3 天,并于每天用餐前 30 分钟或觉饥饿时加强按压刺激。每周 2~3 次,15 次为 1 个疗程。

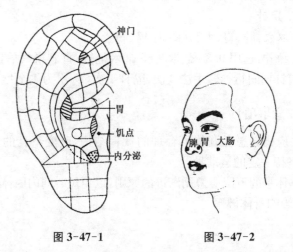

図 3-47-1　　　　　　図 3-47-2

二、面针

1. 取穴:脾、大肠、胃(图 3-47-2)。

2. 操作:选用 0.25 毫米×13 毫米毫针,脾、胃穴斜刺,大肠穴直刺,得气后留针 30 分钟左右,留针期间行针 2～3 次,隔日 1 次,15 次为 1 个疗程。

三、手针

1. 取穴:胃肠、脾、三焦(图 3-47-3)。

2. 操作:选用 0.30 毫米×25 毫米毫针,直刺得气后留针 20 分钟,隔日 1 次,15 次为 1 个疗程。

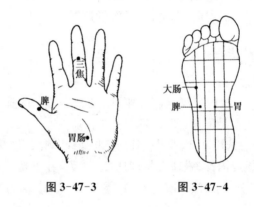

图 3-47-3   图 3-47-4

四、足针

1. 取穴:脾、胃、大肠(图 3-47-4)。

2. 操作:选用 0.30 毫米×25 毫米毫针,直刺得气后留针 30 分钟,留针期间行捻转手法 3 次,隔日 1 次,15 次为 1 个疗程。

【注意事项】

1. 应指导患者调整不合理的饮食结构,改变不良的饮食习惯,并坚持一定的运动量。

2. 体重的下降应遵循渐进的原则,以免短时间内因体重下降过快而影响身体健康。